キャラでわかる！

はじめての免疫図鑑

岡田晴恵（著）
いとうみつる（絵）

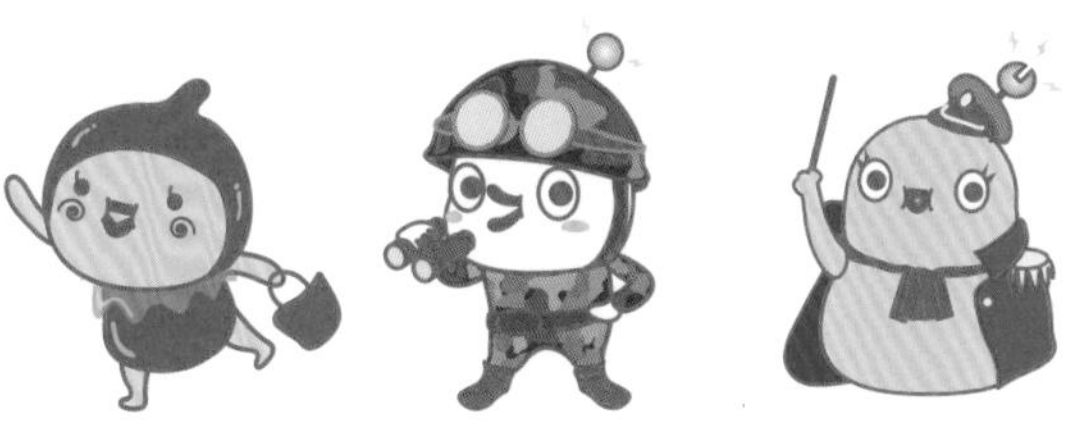

日本図書センター

はじめに

世界中で大流行をおこしている新型コロナウイルス。その脅威は、さまざまなテレビ番組や書籍などで解説されています。その際、みなさんは「免疫」ということばをよく見聞きしているのではないでしょうか。わたしも免疫について、いろいろな方から質問されることが増えてきましたが、なかなか一言で説明するのが、むずかしいものでもあります。

そこで、わたしはその説明に、以前、出版した『からだの免疫キャラクター図鑑』という子ども向けの書籍を用いるようにしています。この本は、免疫にかかわる細胞や器官、物質などをキャラクター化したものです。その内容は、すぐに理解するのがむずかしい免疫について、とてもわかりやすく解説できているので、こどもたちだけではなく、免疫を学んでいる学生や、健康に関心のある一般の方々にも好評を得ているものです。

わたしはいま、この本が求められていると、強く感じています。そこでより多くの人々の手に届くように、普及版として再編集した本書『キャラでわかる！　はじめての免疫図鑑』を刊行することにしました。

この本を読んで、きちんと免疫について学んでいただければ、感染症などの問題もより理解が深まることと思います。また、この本で得た知識を、みなさんの健康に役立てていただければ、とてもうれしく思います。

白鷗大学教育学部教授　岡田晴恵

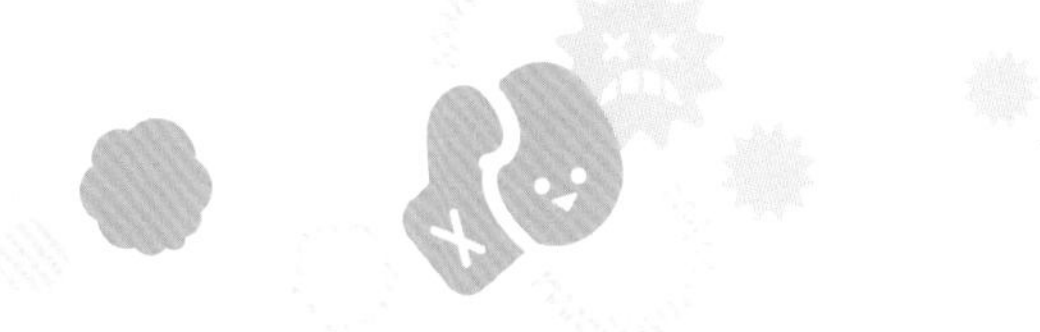

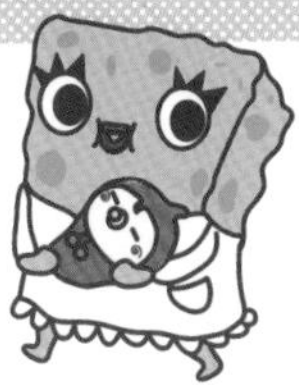

第2章 免疫細胞に必要な器官

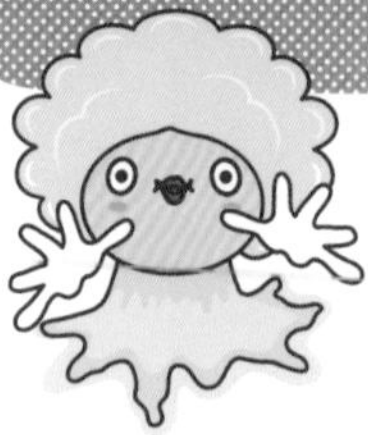

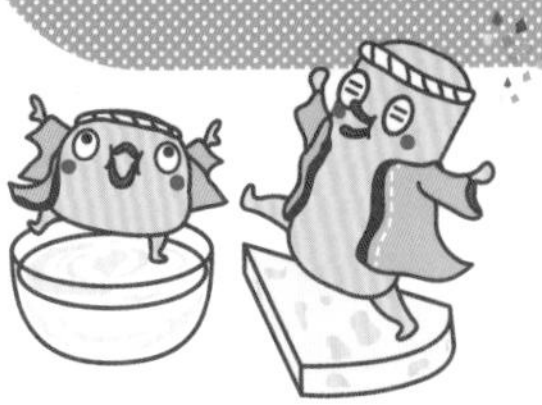

付録

免疫TOPIC

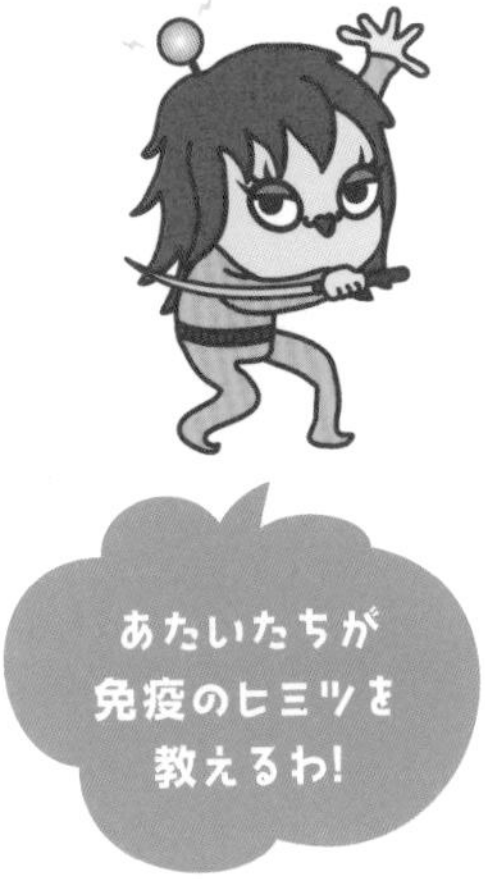
あたいたちが免疫のヒミツを教えるわ!

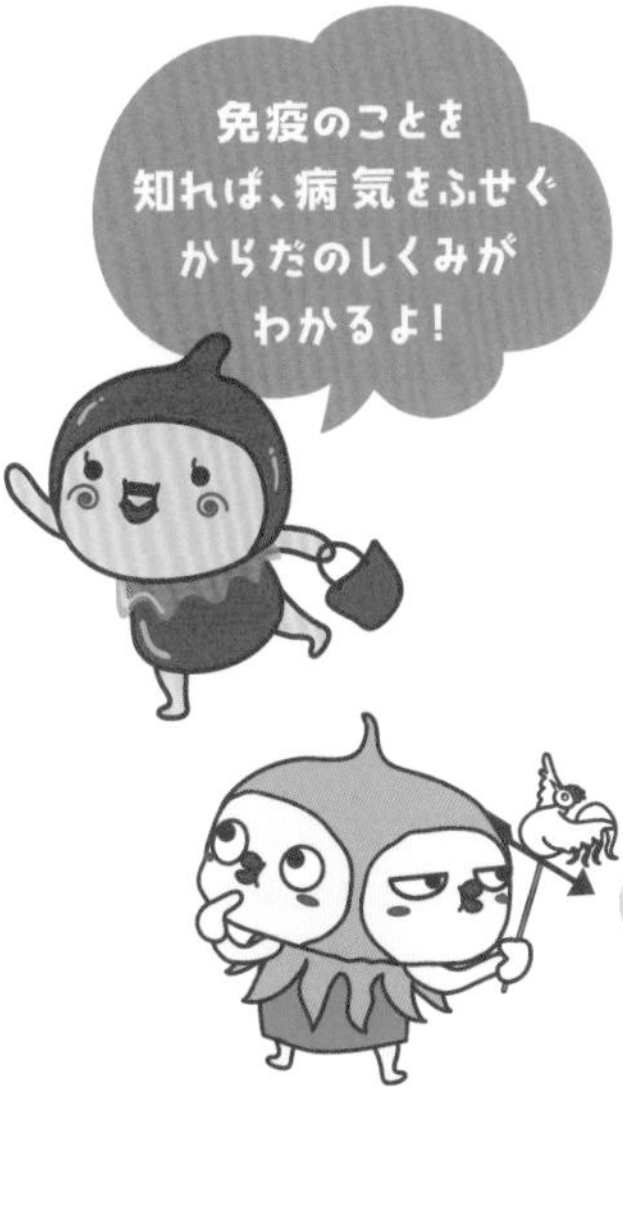
免疫のことを知れば、病気をふせぐからだのしくみがわかるよ!

この本の見方

この本には、免疫にかかわる細胞や器官などがキャラクターになって登場します。

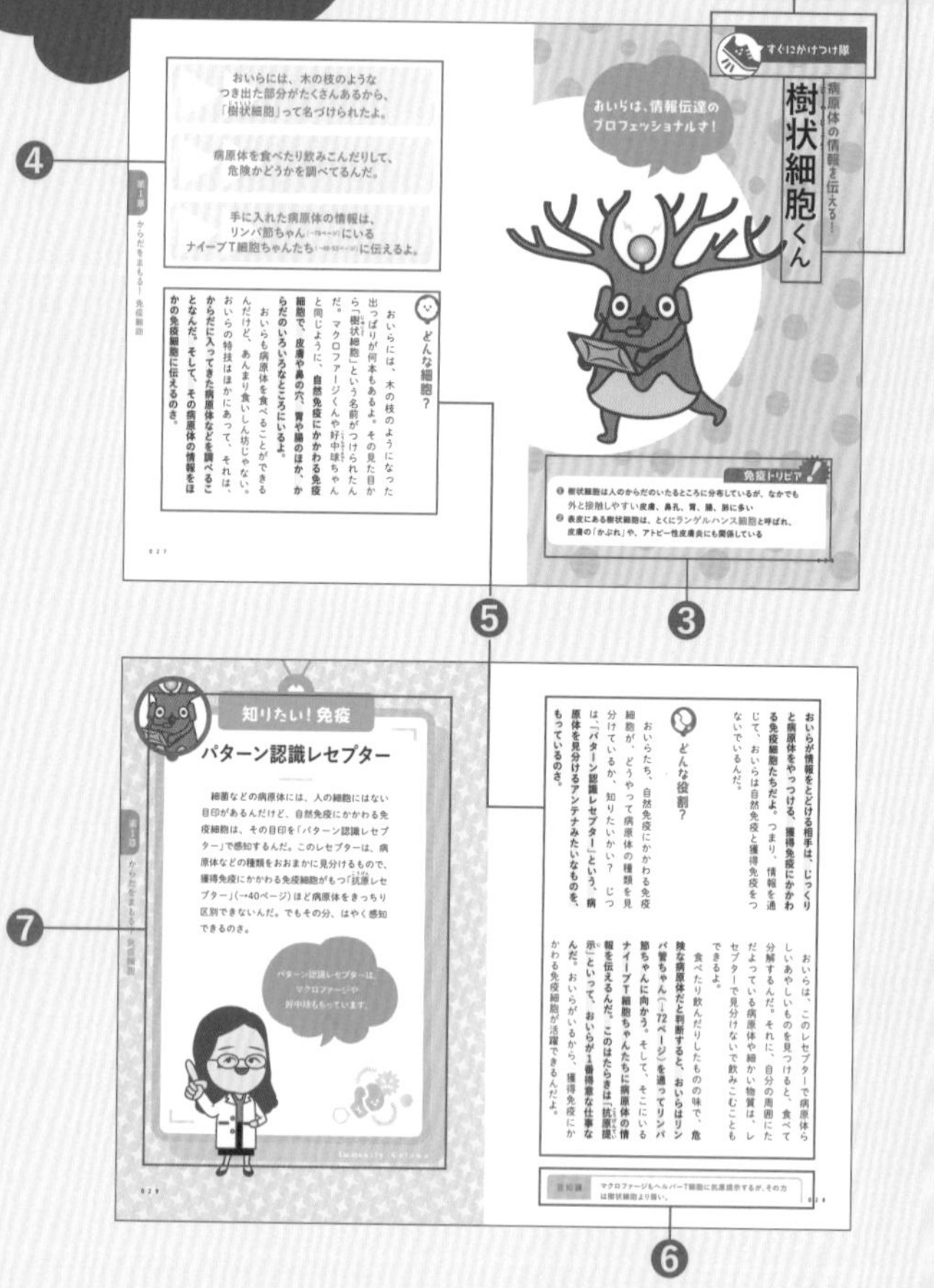

すぐにかけつけ隊
病原体の情報を伝える…

樹状細胞くん
おいらは、情報伝達のプロフェッショナルさ！

おいらには、木の枝のようなつき出た部分がたくさんあるから、「樹状細胞」って名づけられたよ。

病原体を食べたり飲みこんだりして、危険かどうかを調べてるんだ。

手に入れた病原体の情報は、リンパ節ちゃんにいるナイーブT細胞ちゃんたちに伝えるよ。

どんな細胞？

免疫トリビア
1 樹状細胞は人のからだのいたるところに分布しているが、なかでも外と接触しやすい皮膚、鼻孔、胃、腸、肺に多い
2 表皮にある樹状細胞は、とくにランゲルハンス細胞と呼ばれ、皮膚の「かぶれ」や、アトピー性皮膚炎にも関係している
知りたい！免疫
パターン認識レセプター
細菌などの病原体には、人の細胞にはない目印があるんだけど、自然免疫にかかわる免疫細胞は、その目印を「パターン認識レセプター」で感知するんだ。このレセプターは、病原体などの種類をおおまかに見分けるもので、獲得免疫にかかわる免疫細胞がもつ「抗原レセプター」（→40ページ）ほど病原体をきっちり区別できないんだ。でもその分、はやく感知できるのさ。
パターン認識レセプターは、マクロファージや好中球ももっています。
どんな役割？
豆知識
マクロファージもヘルパーT細胞に抗原提示するが、その力は樹状細胞より弱い。
1
2
3
4
5
6
7

❶ 免疫にかかわる細胞や器官などの名前

❷ 免疫へのかかわり方カテゴリー
この本では、免疫にかかわる細胞、器官、物質、細菌を6つのカテゴリーに分けて紹介しています（→15ページ）

❸ 細胞や器官などの雑学をまとめたトリビア

❹ 細胞や器官などの特徴をまとめたポイント

❺ 細胞や器官などが存在する場所や分類、役割などの解説

❻ 免疫に関する豆知識

❼ よりくわしい説明や似た細胞などを紹介

免疫のキホン

「免疫力を上げる食べもの」とか「ストレスで免疫が低下」とか、テレビや雑誌などいろいろなところで「免疫」ということばは見かけます。

でも、「じつはよくわかってない……」という方も多いのでは？

ここで健康にかかわる免疫のキホンについて、学びましょう。

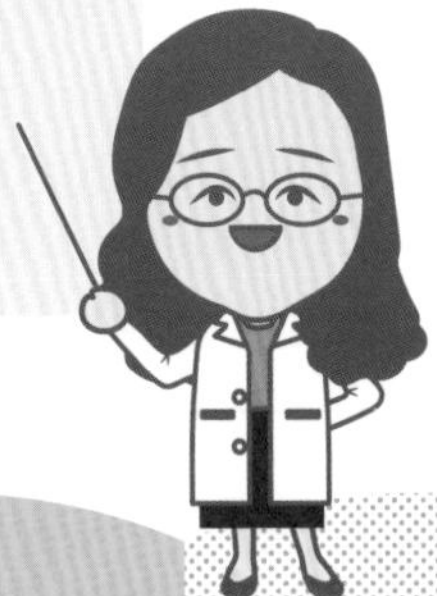

免疫ってなに？

そもそも「免疫」ということばには、どんな意味があるのでしょう？　「免」というのは「免《まぬが》れる（＝のがれる）」という意味。「疫」は「疫病」の意味で「感染症」のことです。感染症は、「病原体」と呼ばれる微生物がからだのなかに入って、数を増やすことでおこる病気ですね。

つまり**免疫とは、感染症を引きおこすさまざまな病原体から、からだの健康をまもるはたらきのことなんです。**

病原体には大きく分けてウイルス、細菌、真菌、原虫、寄生虫の5つがあり、それぞれに多くの種類がいます。ほとんどが目には見えないくらい小さいけれど、じつは身のまわりにたくさんいます。感染症にかかった人のからだのなかはもちろん、せきやくしゃみといっしょに出てきて、空気中を飛び散っていたり、まわりのものにくっついていたりします。

　おそろしい病原体が身のまわりにたくさんいても、**感染症にならないのは、からだの免疫がはたらいて、病原体からまもってくれているから。**免疫は健康に欠かせない、からだのはたらきなんです。

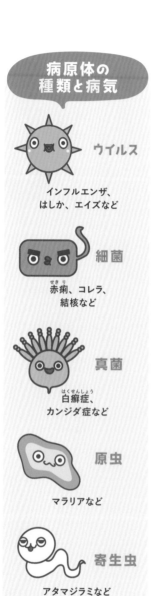

病原体の種類と病気

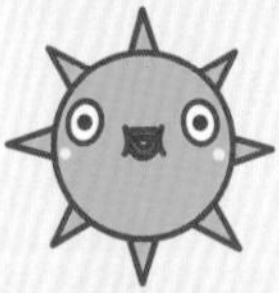

ウイルス

インフルエンザ、はしか、エイズなど

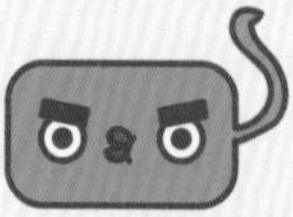

細菌

赤痢《せきり》、コレラ、結核など

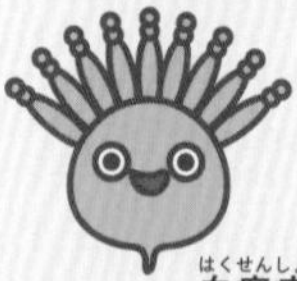

真菌

白癬症《はくせんしょう》、カンジダ症など

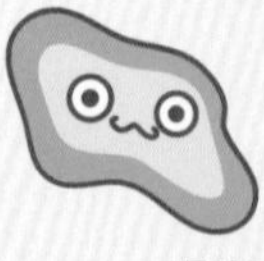

原虫

マラリアなど

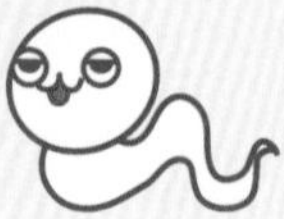

寄生虫

アタマジラミなど

自然免疫と獲得免疫（適応免疫）

免疫には、大きく分けて「自然免疫」と「獲得免疫（適応免疫）」の2つのはたらきがあります。

自然免疫は、からだに生まれつき備わっている免疫のはたらき。病原体がからだに入ってきたら、すぐにはたらいて、病原体を攻撃します。

獲得免疫は、1度からだに入ってきた病原体の情報をおぼえ、十分な準備をしてからはたらく免疫のしくみです。はじめてからだに入ってきた病原体だと、獲得免疫はその情報をもっていないからはたらけません。そこで自然免疫が病原体と戦っている間に、病原体の情報をおぼえて、戦う準備をするのです。準備ができたら、自然免疫といっしょに病原体を攻撃します。

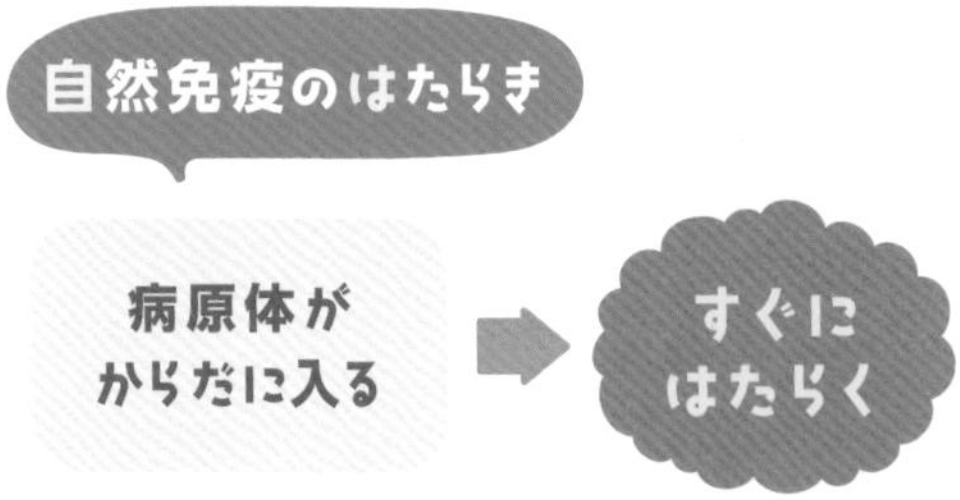

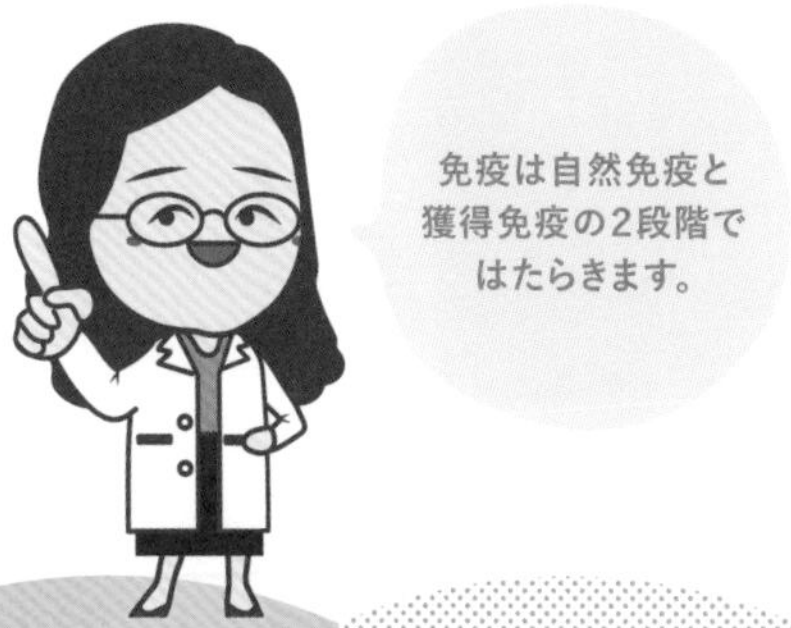
免疫は自然免疫と獲得免疫の2段階ではたらきます。

獲得免疫は、はじめての病原体が相手だと、はたらくまでに時間がかかりますが、**同じ病原体とふたたび出会ったときには、すぐに戦うことができます。**なぜなら、**獲得免疫は前に病原体がからだに入ってきたときの情報を記憶しているから。このはたらきを「免疫記憶」といいます。**

予防接種で使われる「ワクチン」は、この免疫記憶を利用したものです。ワクチンとは、病原体の力を弱くしたり、毒素の作用をなくしたりした薬のこと。これをからだに入れると、病気にならずに獲得免疫に病原体の情報を記憶させることができ、その病原体が引きおこす病気にかかりにくくなるというわけです。

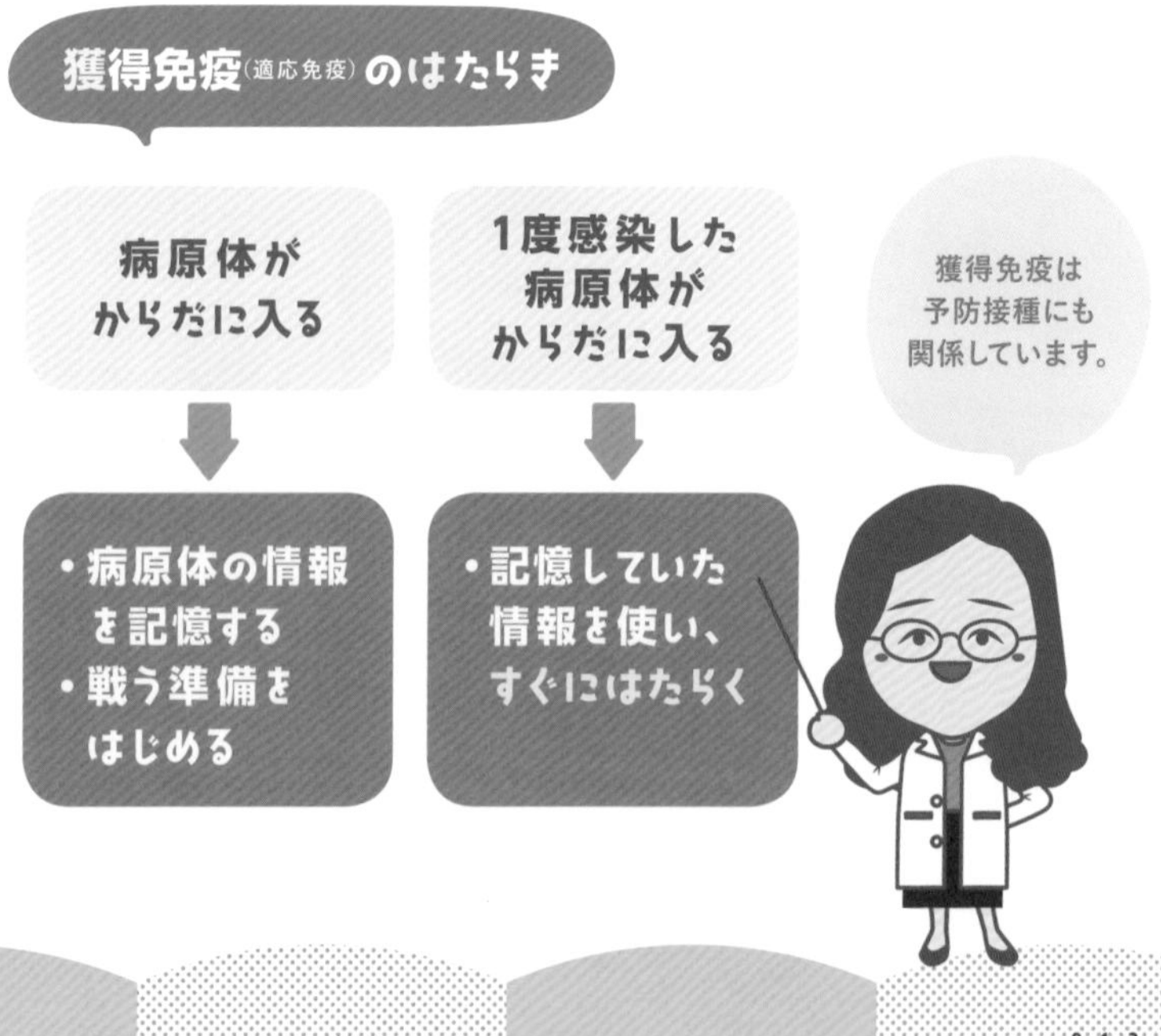

獲得免疫（適応免疫）のはたらき
病原体がからだに入る
・病原体の情報を記憶する
・戦う準備をはじめる
1度感染した病原体がからだに入る
・記憶していた情報を使い、すぐにはたらく
獲得免疫は予防接種にも関係しています。

「自分」は攻撃しない免疫細胞

免疫ではたらくのは、血液のなかの「白血球」という細胞です。「免疫細胞」とも呼ばれていて、自然免疫と獲得免疫は、この免疫細胞のはたらきによるものです。

免疫のもっとも基本的なしくみは、からだをつくっている細胞＝「自分」と、病原体＝「自分以外」を区別して、「自分以外」のものを、本当はからだにいるべきではない異物と判断して攻撃すること。免疫細胞が「自分」を攻撃しないというこの性質を「自己寛容《じこかんよう》」といいます。

ただし免疫細胞は、花粉などの害がないものであっても、からだに入ると、「自分以外」の異物で危険なものと判断して攻撃することがあります。

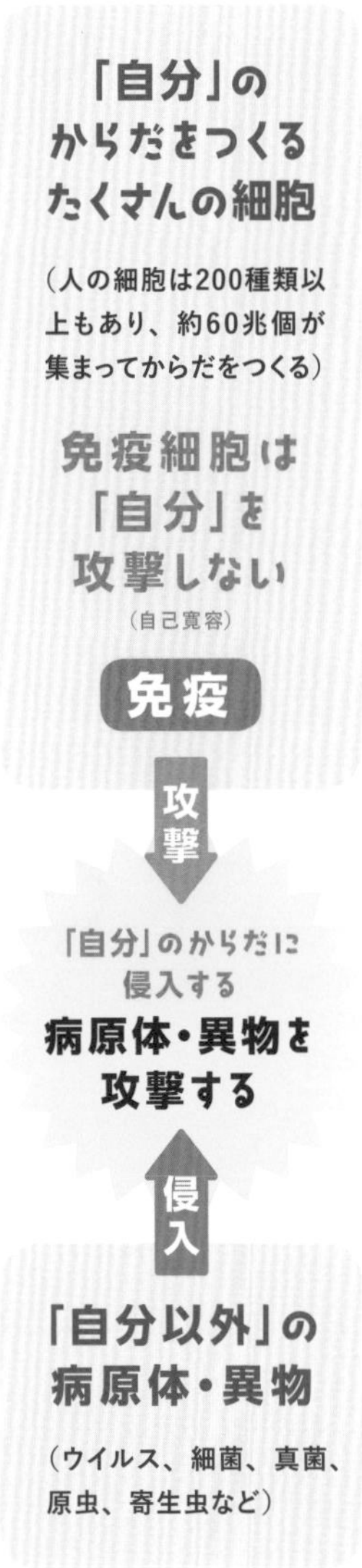
「自分」のからだをつくるたくさんの細胞
（人の細胞は200種類以上もあり、約60兆個が集まってからだをつくる）
免疫細胞は「自分」を攻撃しない
（自己寛容）
免疫
攻撃
「自分」のからだに侵入する病原体・異物を攻撃する
侵入
「自分以外」の病原体・異物
（ウイルス、細菌、真菌、原虫、寄生虫など）

人のからだにいる細菌

人のからだには、健康なときでも、さまざまな細菌がたくさんいます。ふだんは意識することがあまりない、こうした細菌を「常在細菌」といいます。

常在細菌はとくに腸のなかにたくさんいて、健康によい影響をあたえるものを「善玉菌」、悪い影響をあたえるものを「悪玉菌」と呼びます。このほかに、善玉菌と悪玉菌のうち勢いがある方に味方する「日和見《ひよりみ》菌」と呼ばれるものもいます。

常在細菌の数や種類のバランスは、免疫細胞のはたらきに大きな影響をあたえるのです。

もしも免疫がなかったら…

人は免疫によって、いろいろな病原体からからだをまもっています。もし免疫がなかったら、身のまわりにいる病原体にすぐに感染してしまい、健康を損なうことになります。

免疫は、ほとんどの人に生まれつき備わっているものですが、生まれつき免疫が十分にはたらかない病気もあります。また、ウイルス感染などにより免疫が正しく機能しなくなる病気もあるのです。

このような病気にかかると、健康なときならなんでもない病原体に感染して、命を落とすこともあります。

免疫はからだの共同作業

免疫のはたらきは、免疫細胞だけで行っているわけではなく、さまざまな器官や物質、細菌などに支えられています。

この本では、それらを6つに分けて紹介します。

すぐにかけつけ隊

おもに
自然免疫に
かかわる細胞

免疫細胞そだて隊

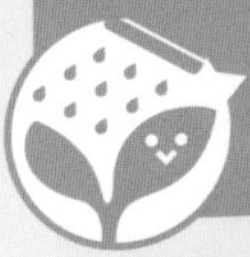

免疫細胞を
生み、育てる
器官

じっくりやっつけ隊

獲得免疫に
かかわる細胞

免疫細胞あつめ隊

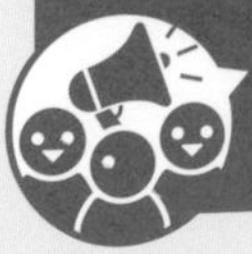

免疫細胞が
集まっている
器官

血液細胞になり隊

免疫細胞などの
血液細胞になる
若い細胞

免疫細胞たすけ隊

免疫細胞を
助ける
物質や細菌

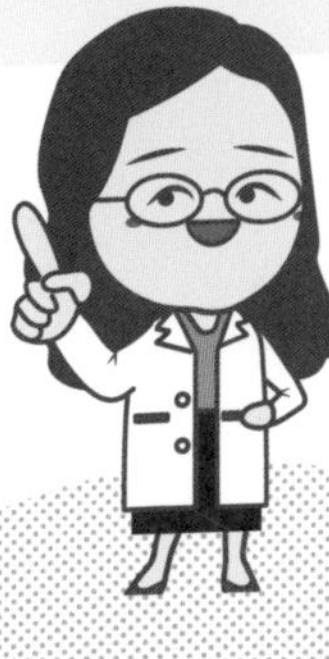

人が健康に
生きていけるのは、
免疫のはたらきの
おかげです。

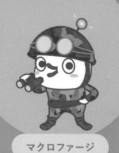

第1章 からだをまもる！免疫細胞

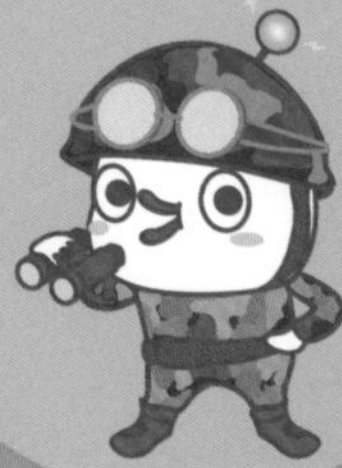

マクロファージ

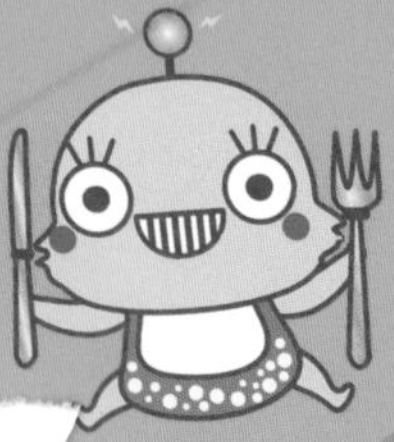

好中球《こうちゅうきゅう》

免疫の中心的な役割をになっているのが、ぼくたち免疫細胞さ。ぼくたちは自然免疫と獲得免疫（適応免疫）の2つのグループに分かれるよ。

病原体がからだに入りこむと、最初にかけつけるのが自然免疫のグループ。メンバーにはマクロファージ、好中球《こうちゅうきゅう》、樹状《じゅじょう》細胞、NK細胞、マスト細胞がいるよ。なかでもマクロファージはいちはやく動き出し、病原体を食べるんだ。好中球はとても大食いで、病原体が大好物。樹状細胞は病原体の情報

B細胞

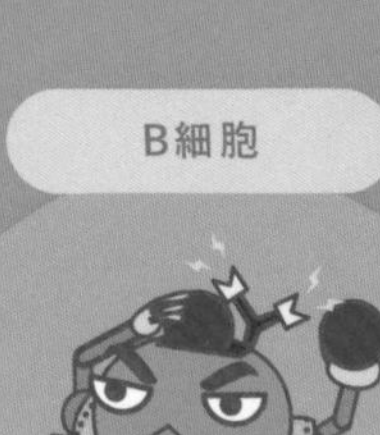

キラーT細胞

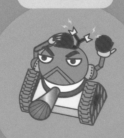

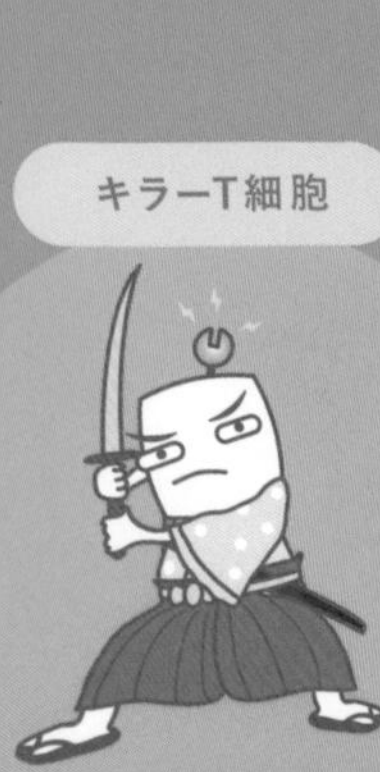

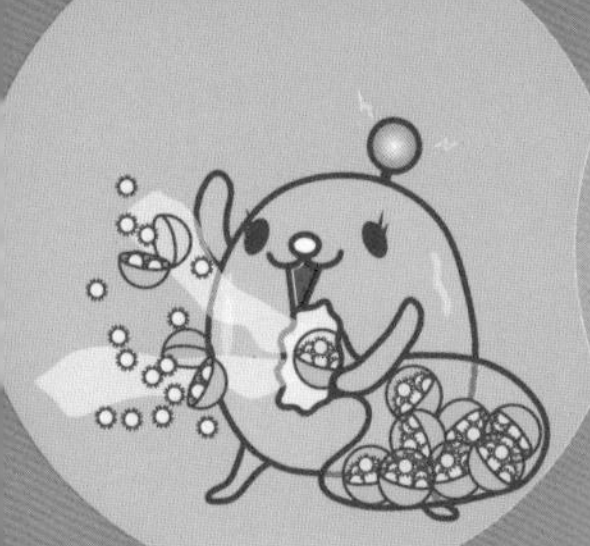

マスト細胞

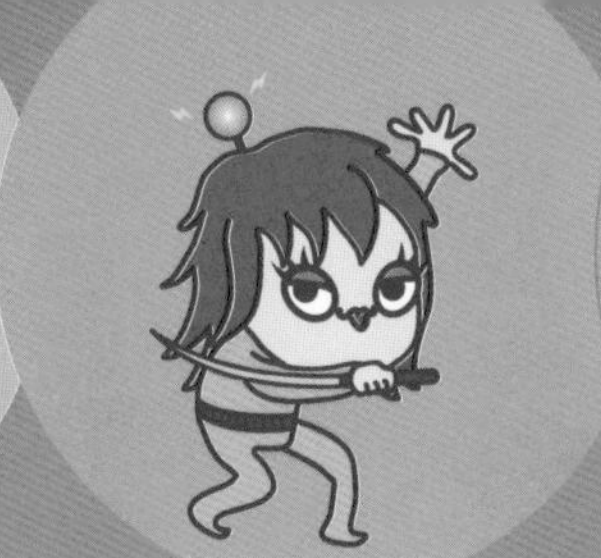

NK細胞

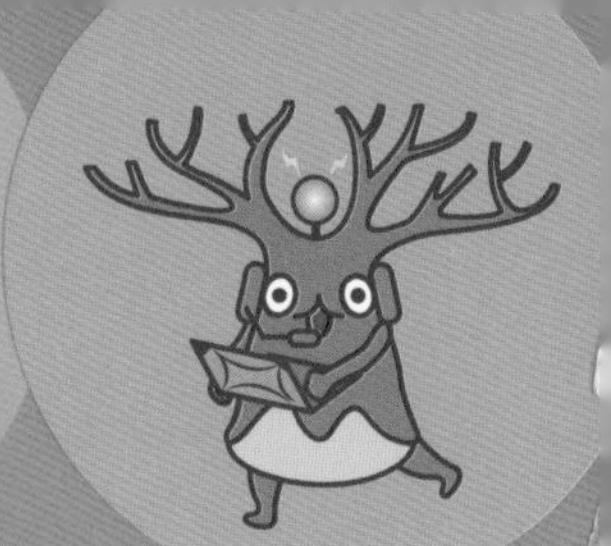

樹状《じゅじょう》細胞

をさまざまな免疫細胞に連絡するよ。NK細胞はウイルスに感染した細胞をまるごとこわす。マスト細胞は寄生虫をからだから追い出すはたらきがあるけど、アレルギーをおこしてしまうこともあるんだ。

病原体の情報を手に入れ、準備してから対応するのが獲得免疫のグループ。B細胞やキラーT細胞、ヘルパーT細胞がいるよ。B細胞は抗体《こうたい》をつくり出して、病原体を攻撃する。キラーT細胞はNK細胞の攻撃をのがれた感染細胞をこわすよ。ヘルパーT細胞は、いろいろな免疫細胞が病原体とちゃんと戦えるように指示を出す、司令官のような存在だよ。

ぼくたちはみんな白血球で、全員が骨髄《こつずい》にある造《ぞう》血幹《けつかん》細胞がもとなんだ。造血幹細胞が成長すると前《ぜん》駆《く》細胞になって、やがてそれぞれの免疫細胞に分かれていくんだよ。

前駆《ぜんく》細胞

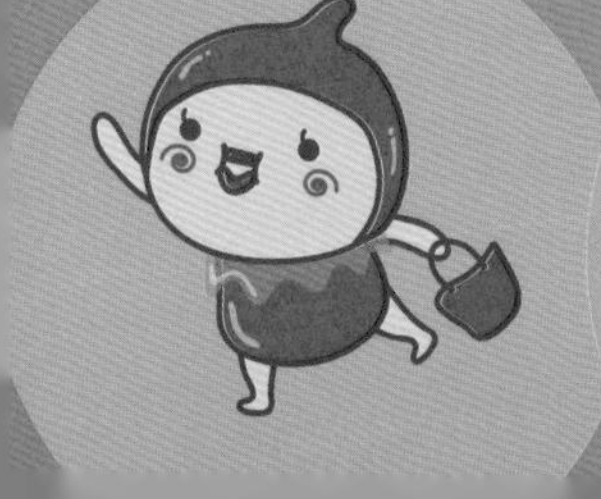

造血幹《ぞうけつかん》細胞

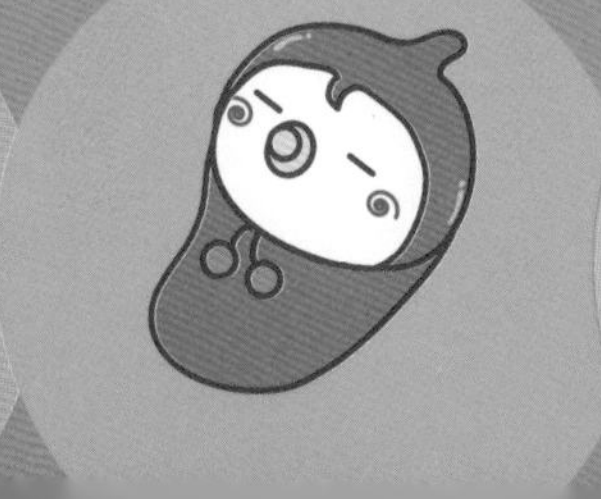

ヘルパーT細胞

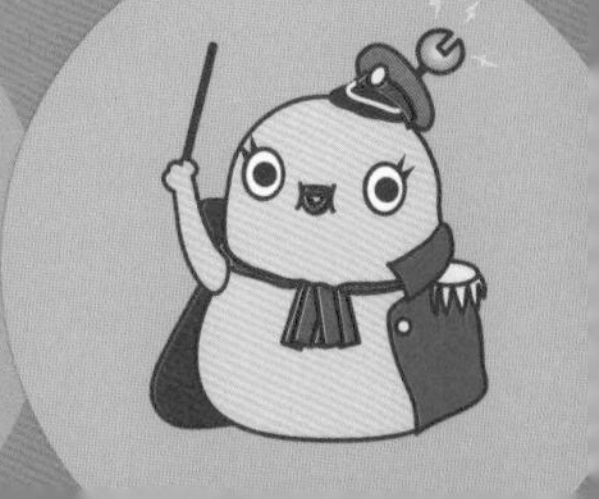

すぐにかけつけ隊

病原体の侵入を見はる！ マクロファージくん

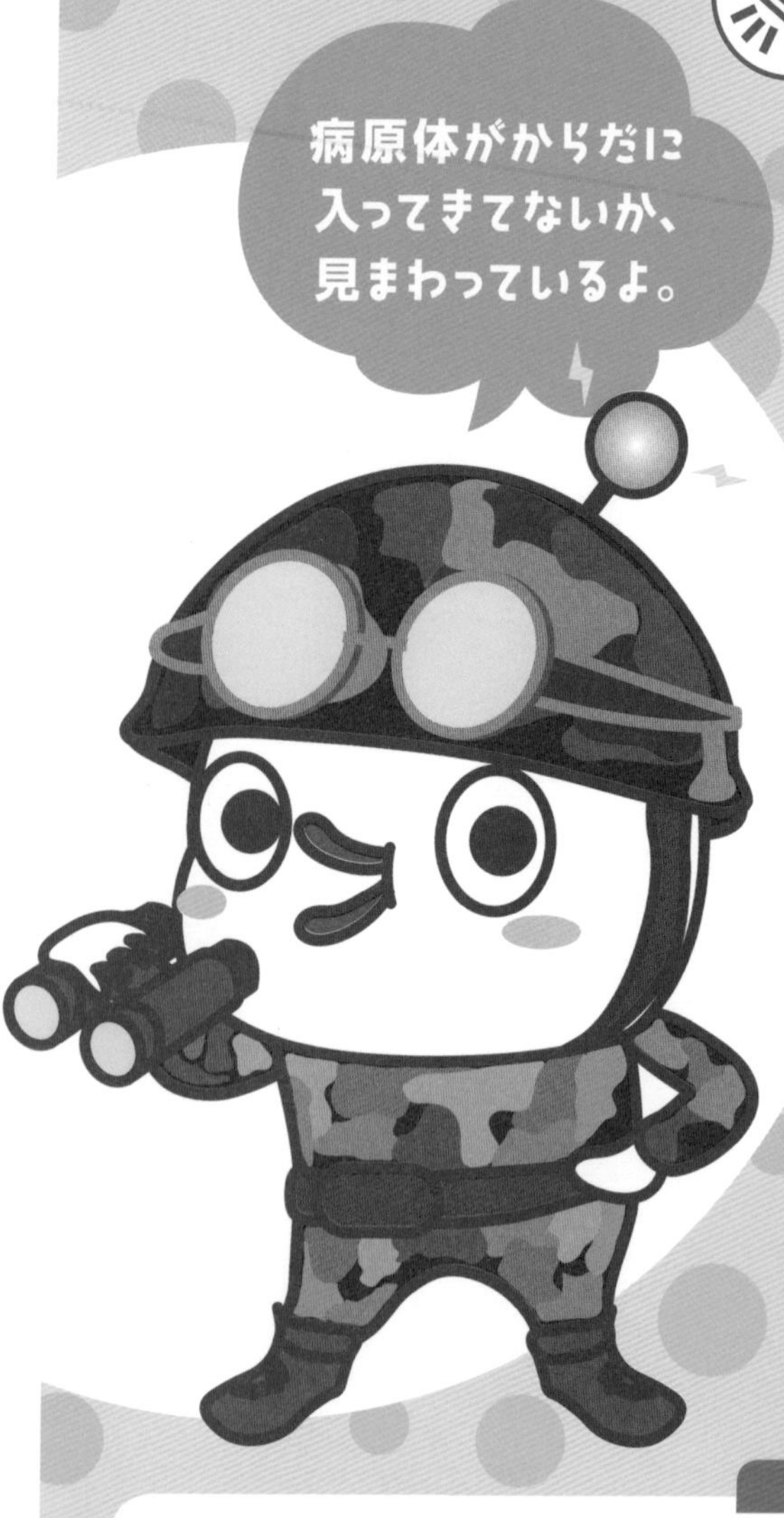
病原体がからだに入ってきてないか、見まわっているよ。

免疫トリビア！

❶ マクロファージは直径約0.02〜0.05ミリ。仮に好中球がソフトボールだとすると、サッカーボールくらいの大きさ

❷ 病原体の侵入がないとき、マクロファージはからだのなかの不要なものを食べて分解する、掃除係の役割をしている

ぼくは免疫細胞のなかでは、
けっこうからだが大きい方なんだ。

人のからだに入ってきた病原体を
いちはやく見つけて、食べちゃうよ。

病原体を食べるだけじゃなく、
好中球《こうちゅうきゅう》(→22ページ)など、
ほかの免疫細胞を呼びよせることもできるよ。

どんな細胞？

人にはいろいろな免疫細胞がいるけれど、**からだのなかに入ってきたウイルスや細菌などの病原体に、いちはやく対応するのがぼく、マクロファージだよ。ぼくみたいに、すぐに病原体のもとにかけつける免疫細胞は、おもに自然免疫ではたらいているんだ。**

ぼくの名前にある「マクロ」というのは「大きい」という意味で、ぼくは免疫細胞のなかでは、けっこうからだが大きい方なんだ。「ファージ」というのは「食べる」という意味で、これはぼくのはたらきをよく表しているよ。なぜなら、**病原体を**

発見すると、食べちゃうからね。
ぼくは**骨髄《こつずい》かあさん（→64ページ）で生まれ、皮膚ちゃん（→93ページ）や肺、肝臓など、からだのさまざまな組織にいるよ。**

どんな役割？

ぼくは免疫細胞の偵察部隊みたいなものさ。からだに病原体が侵入してこないか、つねに見はっているからね。もし、侵入してきたら、**すぐに発見して、その病原体を食べちゃうのさ。そうすることで、病原体がからだのなかで増えるのをふせいでいるんだ。**


そんなぼくを「大食《たいしょく》細胞」とか「貪食《どんしょく》細胞」なんて呼ぶ人もいるよ。よく食べるぼくにはぴったりの名前だよね！

ぼくには、**「サイトカイン」という物質をつくって、病原体が侵入したことをほかの免疫細胞に知らせる**はたらきもあるよ。真っ先に助けに来てくれるのは、好中球《こうちゅうきゅう》ちゃん。ぼくと同じ食いしん坊さ。

病原体のなかには、食べられてもぼくのなかで生き続け、ぼくを弱らせる強敵もいる。そんなときは、**ヘルパーT細胞さま（→50ページ）が、ぼくをパワーアップさせて、**そんな病原体をやっつけられるようにしてくれるんだ。

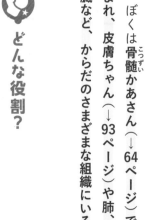

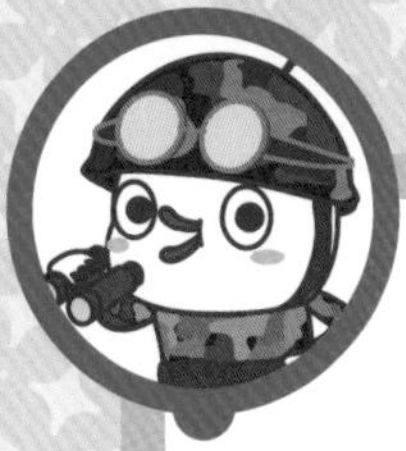

知りたい！免疫

サイトカイン

サイトカインは細胞がつくる物質で、ほかの細胞にはたらきかけるよ。たとえばぼく、マクロファージがつくるサイトカインは、好中球ちゃんなど免疫細胞の仲間を呼びよせるはたらきがあるんだ。また、ヘルパーT細胞さまは、さまざまな種類のサイトカインをつくることができるよ。そのなかには、ぼくをパワーアップさせてくれるサイトカインもあるんだ。

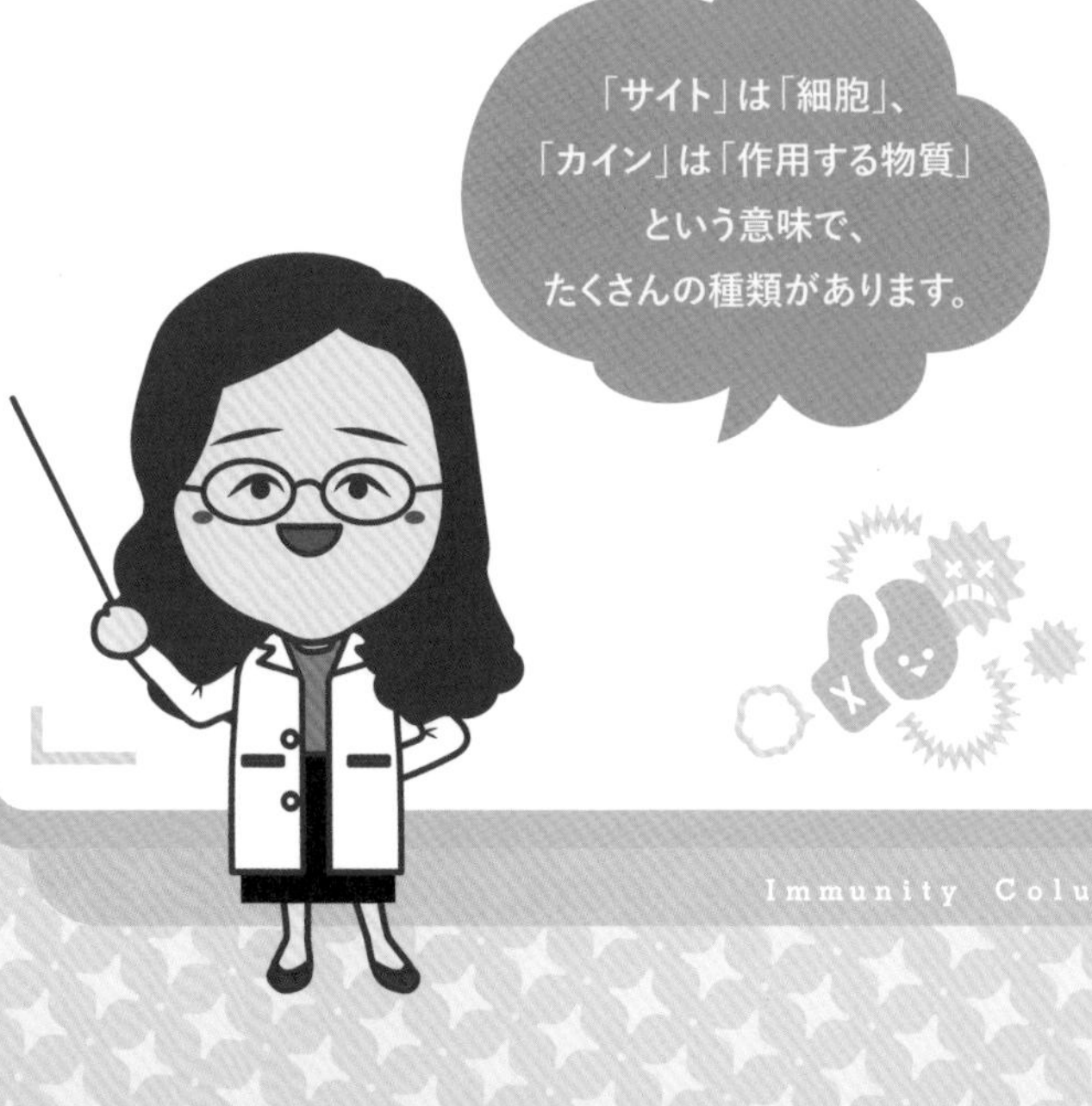
「サイト」は「細胞」、
「カイン」は「作用する物質」
という意味で、
たくさんの種類があります。

Immunity Column

病原体を食べまくる!
好《こう》中《ちゅう》球《きゅう》ちゃん

自分でいうのも
なんだけど、
自然免疫の
主役かな!

免疫トリビア!

❶ 白血球の寿命は、種類により数時間〜数十年。そのなかで好中球の寿命は短く、血液のなかでは約10時間、組織内でも数日程度

❷ 血管外遊走のとき、好中球は血管の内側にはり付き、転がりながら、血管をつくる細胞のすきまを探して外へ出る

わたしのじまんは食べること。
病原体を食べる、大食いチャンピオンよ！

白血球のなかで数が1番多いわたしは、
ふだんは血液のなかにいて
血管ちゃん(→75ページ)のなかを流れているのよ。

マクロファージくんから呼ばれると、
その場所にいちはやくかけつけるわ。このとき、
血管ちゃんの外に出て移動することもできるの。

どんな細胞？

わたしは、**病原体がいたらすぐに対応する自然免疫にかかわる免疫細胞なの。**得意技はなんといっても食べることで、からだのなかに入ってきた病原体が大好物。あやしいと思ったら、とにかく食べちゃうわ。**マクロファージくんも食いしん坊だけど、わたしの方が病原体を食べる力が強いの。**免疫細胞の大食いチャンピオンってとこかしら。

　わたしの数は多くて、白血球の50〜60パーセントをしめるの。**ふだんは血液のなかにいて、血管ちゃんのなかをゆらゆら流れているわ。**

豆知識　大食《たいしょく》細胞といわれるマクロファージは、病原体以外に死んだ細胞なども食べるが、好中球《こうちゅうきゅう》は食べない。

そんなわたしは、**「顆粒球《かりゅうきゅう》」と呼ばれるグループのメンバーなの。**顆粒球メンバーのからだのなかには、顆粒という小さな粒がいくつもあって、そのなかには病原体を分解する物質が入っているのよ。すごいでしょ！

どんな役割？

わたしは、**マクロファージくんがつくり出したサイトカインによって、病原体のところまで呼びよせられるわ。じつはこのとき、わたしは、血管ちゃんの外に出て移動することができるようになるのよ。**これを「血管外遊走《けっかんがいゆうそう》」といって、ふつうに血管ちゃんのなかを移動するより、はやく病原体のもとに行けるってわけ。

また、「オプソニン」によって、わたしの食欲はアップするのよ。**オプソニンとは、血液のなかの補体《ほたい》（→132ページ）や、B細胞どんのつくる抗体《こうたい》（→60ページ）などのことで、病原体と結びつくと、とてもおいしくなるの。**オプソニンは秘伝の調味料みたいなものね！

わたしは寿命が短い細胞で、病原体を食べ終わると、死んで膿になって、からだの外に出ていくの……。ちょっとかなしいけど、人間のからだをまもることができて、わたしはうれしいわ。

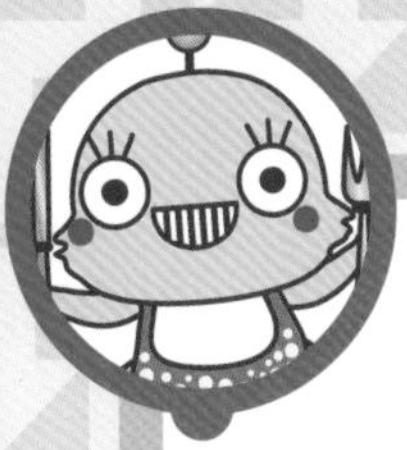

わたしの仲間

好酸球《こうさんきゅう》くん（左）
好塩《こうえん》基《き》球《きゅう》さん（右）

わたしと同じ顆粒球のメンバーが、好酸球くんと好塩基球さんよ。好酸球くんは食べる力は弱いけど、寄生虫をやっつけるのが得意なの。頼りになるわ！　好塩基球さんは数がとても少なくて、白血球全体の1パーセント以下しかいないの。どんなはたらきをしているか、まだよくわかっていない、なぞが多い仲間なのよ。

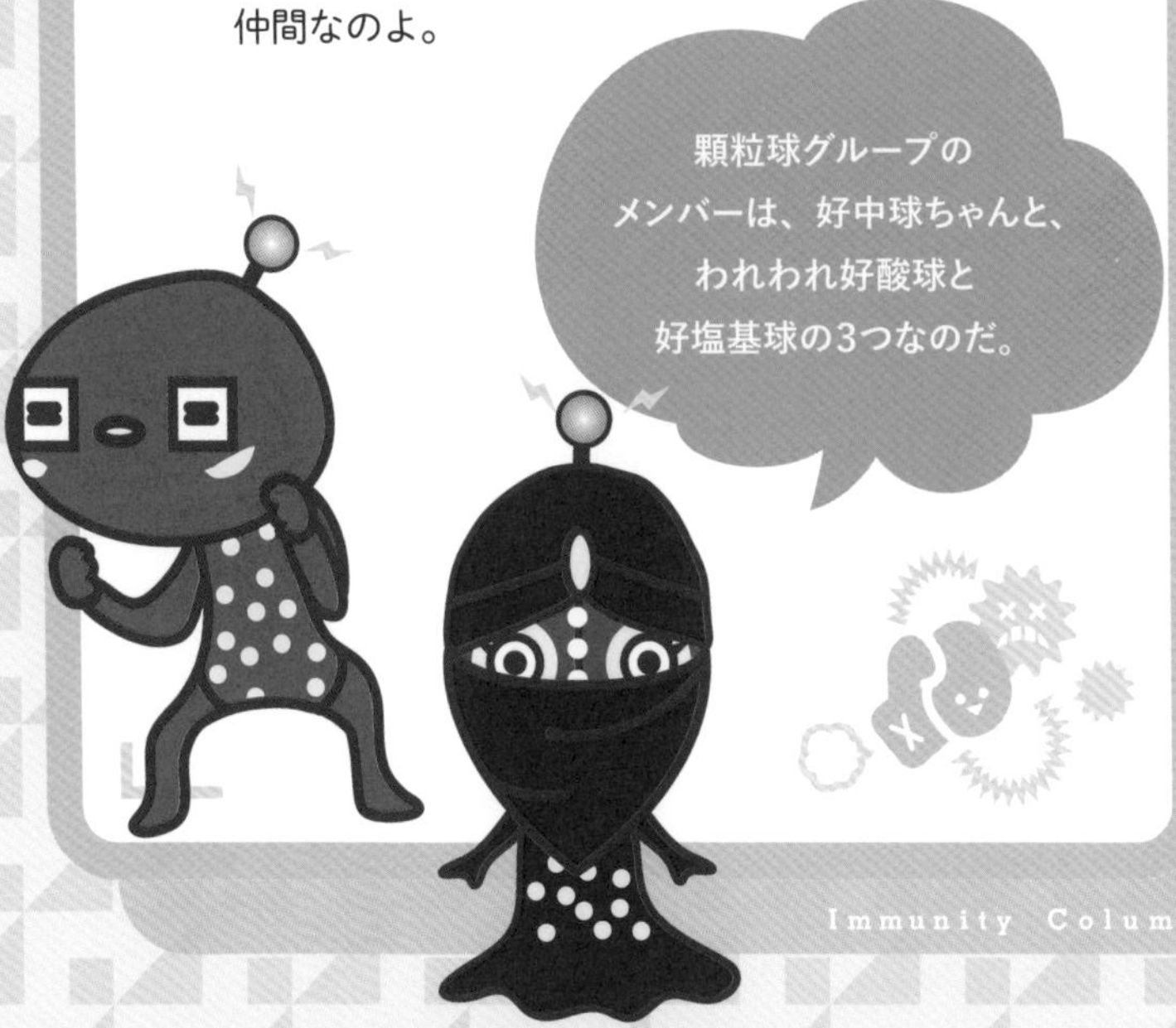
顆粒球グループの
メンバーは、好中球ちゃんと、
われわれ好酸球と
好塩基球の3つなのだ。

病原体の情報を伝える！

樹状細胞《じゅじょうさいぼう》くん

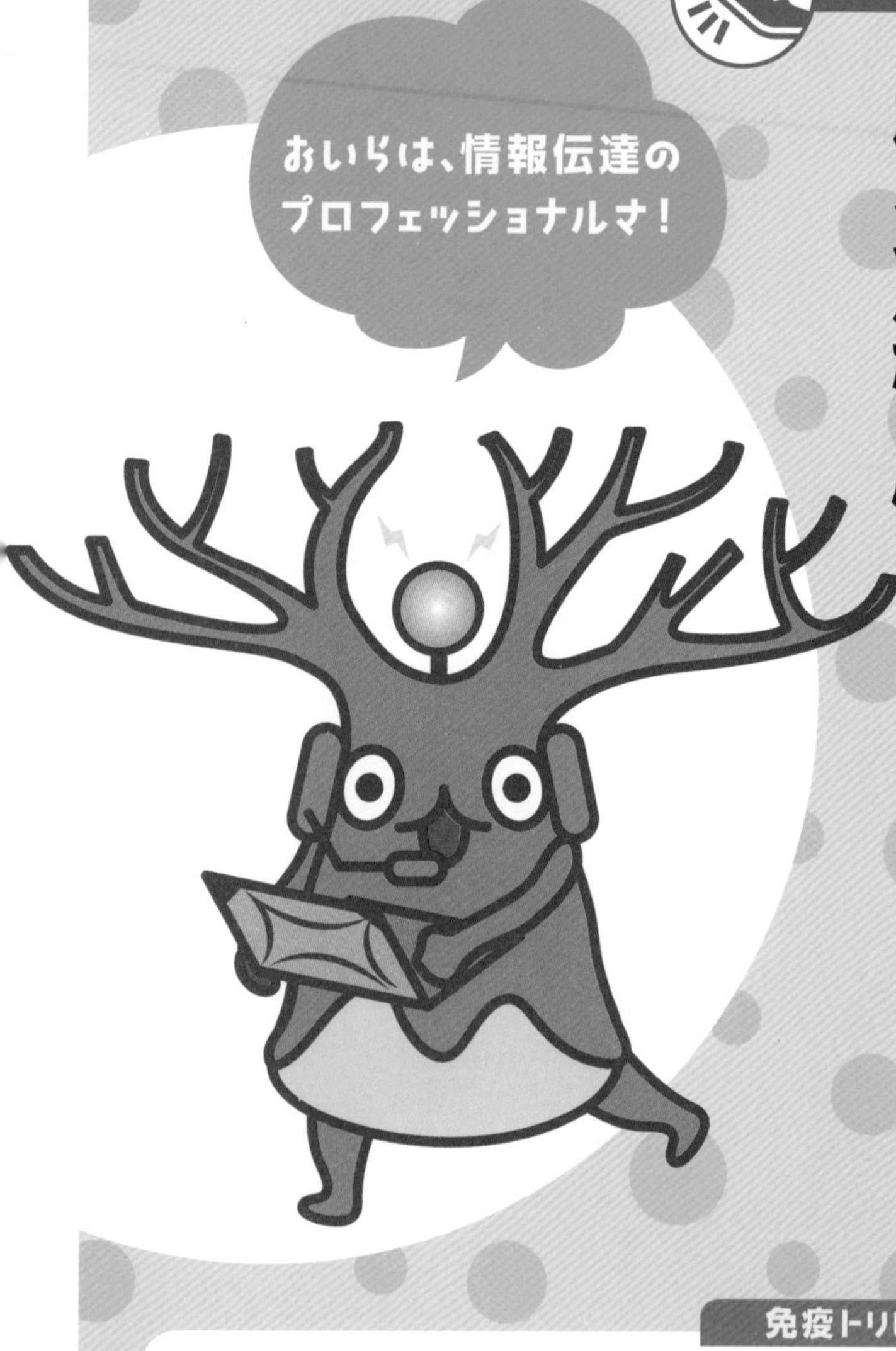

免疫トリビア！

❶ 樹状細胞は人のからだのいたるところに分布しているが、なかでも外と接触しやすい皮膚、鼻孔、胃、腸、肺に多い

❷ 表皮にある樹状細胞は、とくにランゲルハンス細胞と呼ばれ、皮膚の「かぶれ」や、アトピー性皮膚炎にも関係している

**おいらには、木の枝のような
つき出た部分がたくさんあるから、
「樹状《じゅじょう》細胞」って名づけられたよ。**

**病原体を食べたり飲みこんだりして、
危険かどうかを調べてるんだ。**

**手に入れた病原体の情報は、
リンパ節ちゃん**（→76ページ）**にいる
ナイーブT細胞ちゃんたち**（→49・53ページ）**に伝えるよ。**

どんな細胞？

おいらには、木の枝のようになった出っぱりが何本もあるよ。その見た目から「樹状《じゅじょう》細胞」という名前がつけられたんだ。マクロファージくんや好中球《こうちゅうきゅう》ちゃんと同じように、**自然免疫にかかわる免疫細胞で、皮膚や鼻の穴、胃や腸のほか、からだのいろいろなところにいるよ。**

　おいらも病原体を食べることができるんだけど、あんまり食いしん坊じゃない。おいらの特技はほかにあって、それは、**からだに入ってきた病原体などを調べることなんだ。そして、その病原体の情報をほかの免疫細胞に伝えるのさ。**

おいらが情報をとどける相手は、じっくりと病原体をやっつける、獲得免疫にかかわる免疫細胞たちだよ。つまり、情報を通じて、おいらは自然免疫と獲得免疫をつないでいるんだ。

どんな役割？

おいらたち、自然免疫にかかわる免疫細胞が、どうやって病原体の種類を見分けているか、知りたいかい？　じつは、**「パターン認識レセプター」という、病原体を見分けるアンテナみたいなものを、もっているのさ。**

おいらは、このレセプターで病原体らしいあやしいものを見つけると、食べて分解するんだ。それに、自分の周囲にただよっている病原体や細かい物質は、レセプターで見分けないで飲みこむこともできるよ。

食べたり飲んだりしたものの味で、**危険な病原体だと判断すると、おいらはリンパ管ちゃん（→72ページ）を通ってリンパ節ちゃんに向かう。**そして、そこにいる**ナイーブT細胞ちゃんたちに病原体の情報を伝えるんだ。このはたらきは「抗原提《こうげんてい》示《じ》」といって、おいらが1番得意な仕事なんだ。**おいらがいるから、獲得免疫にかかわる免疫細胞が活躍できるんだよ。

豆知識　マクロファージもヘルパーT細胞に抗原提示するが、その力は樹状細胞より弱い。

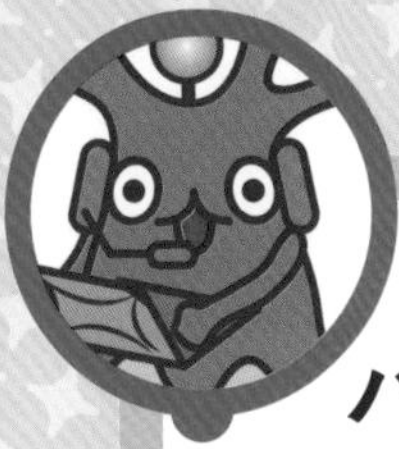

知りたい！免疫

パターン認識レセプター

細菌などの病原体には、人の細胞にはない目印があるんだけど、自然免疫にかかわる免疫細胞は、その目印を「パターン認識レセプター」で感知するんだ。このレセプターは、病原体などの種類をおおまかに見分けるもので、獲得免疫にかかわる免疫細胞がもつ「抗原《こうげん》レセプター」（→40ページ）ほど病原体をきっちり区別できないんだ。でもその分、はやく感知できるのさ。

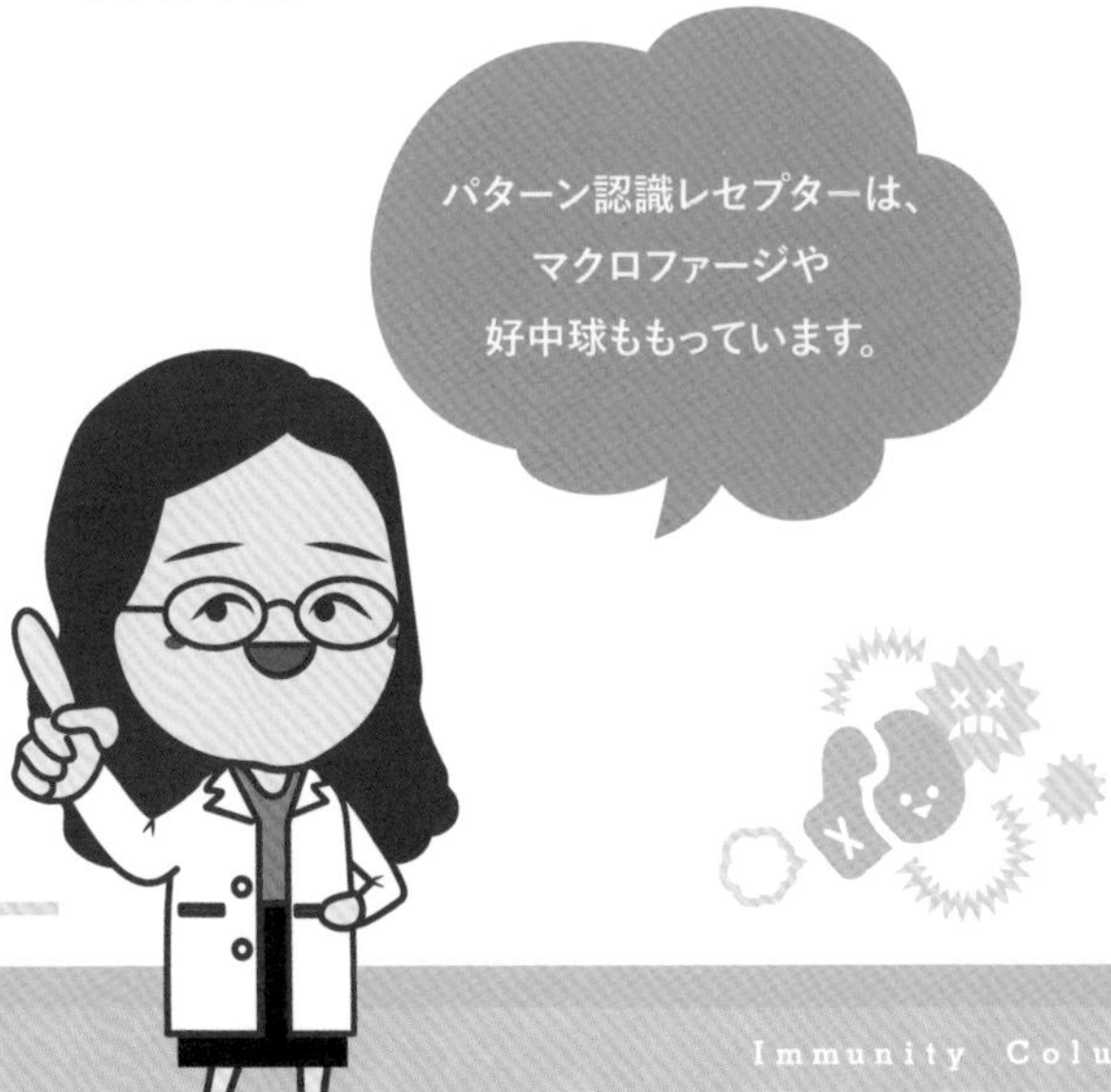
パターン認識レセプターは、
マクロファージや
好中球ももっています。

感染した細胞をすばやくこわす！

NK細胞ねえさん

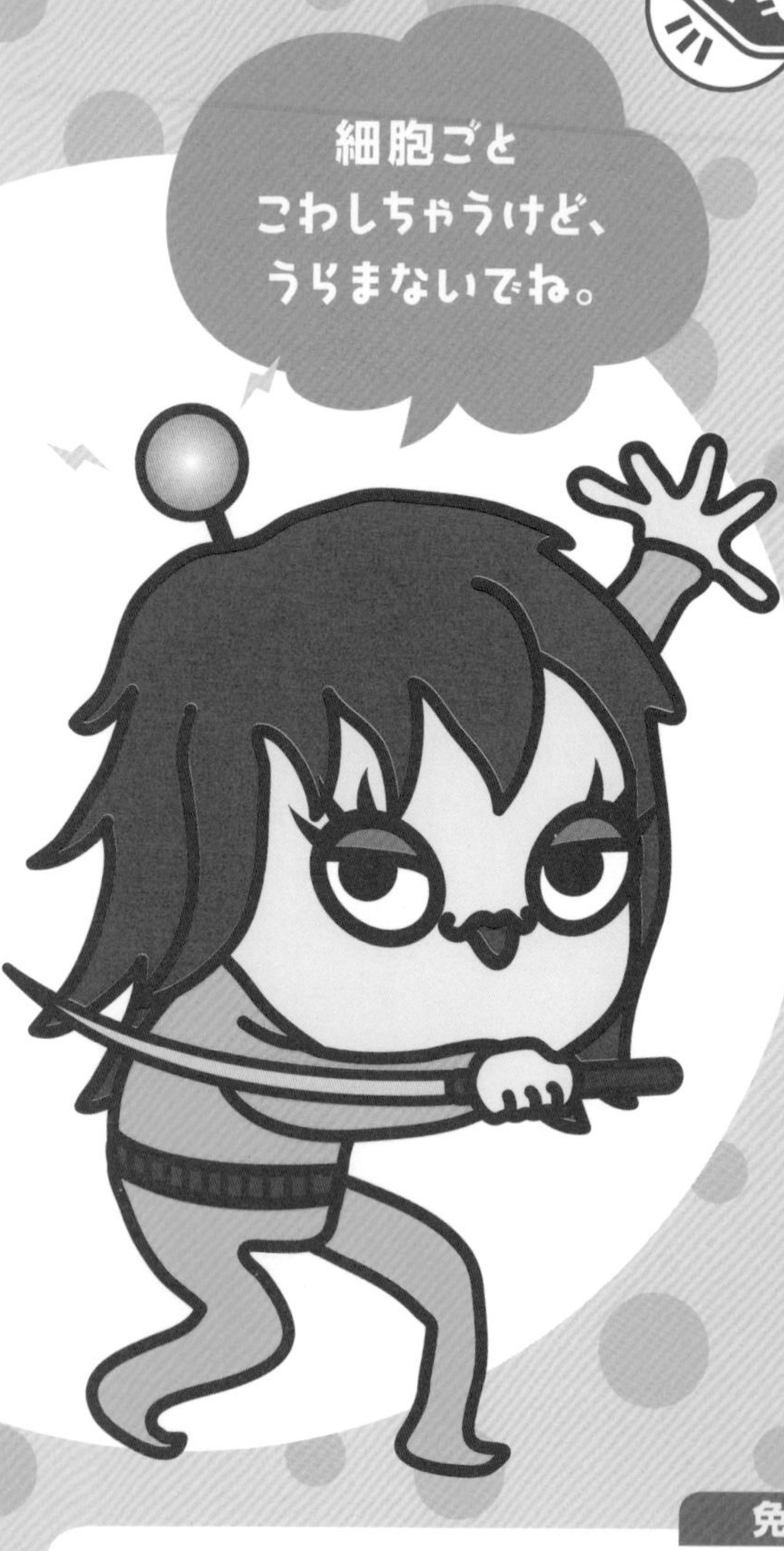

免疫トリビア！

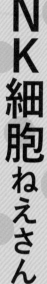

❶ NK細胞が発見されたのは1975年。免疫細胞のなかでは新しい
❷ 人がリラックスすると、NK細胞は元気になってよくはたらく
❸ NK細胞の敵であるがん細胞は、1人のからだで毎日3000〜5000個くらい生まれている

あたいは、リンパ球のメンバーで、
血管ちゃんやリンパ管ちゃんをめぐって、
からだのなかをパトロールしているのよ。

あたいの名前には、
「生まれながらの殺し屋」という意味があるの。

病原体に感染した細胞を
まるごとこわすだけじゃなく、
からだのなかにできたがん細胞もやっつけるわ。

どんな細胞？

あたいは、**自然免疫にかかわる免疫細胞で、白血球のだいたい20～40パーセントをしめる「リンパ球」というグループのメンバーよ。**

このグループにはB細胞どん（↓42ページ）やキラーT細胞どの（↓46ページ）などがいて、あたい以外はみんな、獲得免疫にかかわる免疫細胞なの。そんなあたいたち**リンパ球は、血管ちゃんやリンパ管ちゃんのなかを流れていて、**病原体がいつ侵入してもいいように備えているわ。

「NK細胞」っていうあたいの名前、じつは省略した呼び方で、本名は「ナチュラ

ルキラー細胞」というの。「ナチュラルキラー」というのは、「生まれながらの殺し屋」っていう意味。ふふふ、ちょっとこわい名前だけど、そんなにこわがらなくても平気よ。だって、あたいの敵は、人間のからだのなかに入ってきた病原体なんだからね。

どんな役割？

マクロファージくんや好中球《こうちゅうきゅう》ちゃんは、からだのなかに入ったウイルスを食べてくれるけど、ウイルスがからだの細胞に入りこんでしまうと手が出せなくなるの。

そんなときはあたいの出番よ！ **ウイルスが入りこんだ細胞を見つけて、だれからも命令されることなく、すばやくその細胞ごとこわすの。**

あたいの敵はウイルスだけじゃない。じつは人のからだのなかでは、**がん細胞のような、本来の状態じゃない細胞も日々生まれているの。あたいは、そうした細胞もこわすことができるのよ。**

あたいが細胞を攻撃するときの頼りは「MHC分子」。健康な細胞にはMHC分子という成分があるけど、感染した細胞やがん細胞などでは、なくなっていたり、ちがう分子になっていたりすることもある。あたいはそれを目印にしているの。

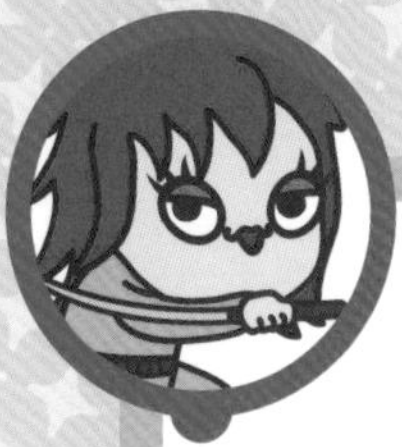

知りたい！免疫

MHC分子

MHC分子は、細胞が本来の状態であることを示す証明書のようなもの。あたいは、表面にちゃんとしたMHC分子がある細胞は正常と判断して攻撃しないけど、そうではない細胞は攻撃するの。MHC分子のパターンは両親から半分ずつ受け継ぐものなのよ。血のつながりがなければ、同じパターンをもつ人はとても少なくて、数百〜数万人に１人といわれているわ。

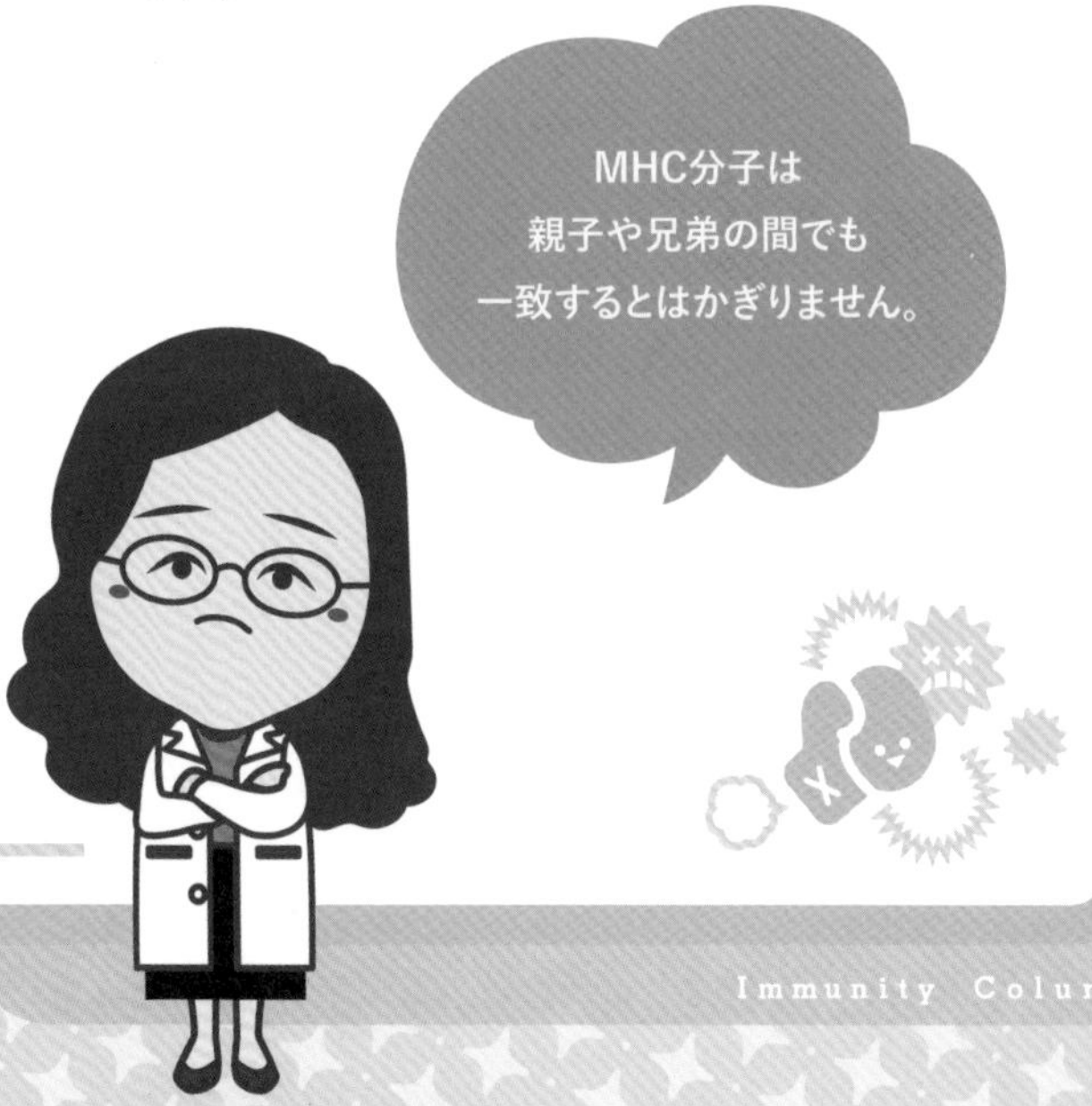
MHC分子は
親子や兄弟の間でも
一致するとはかぎりません。

すぐにかけつけ隊

ヒスタミンで寄生虫を追放!

マスト細胞ちゃん

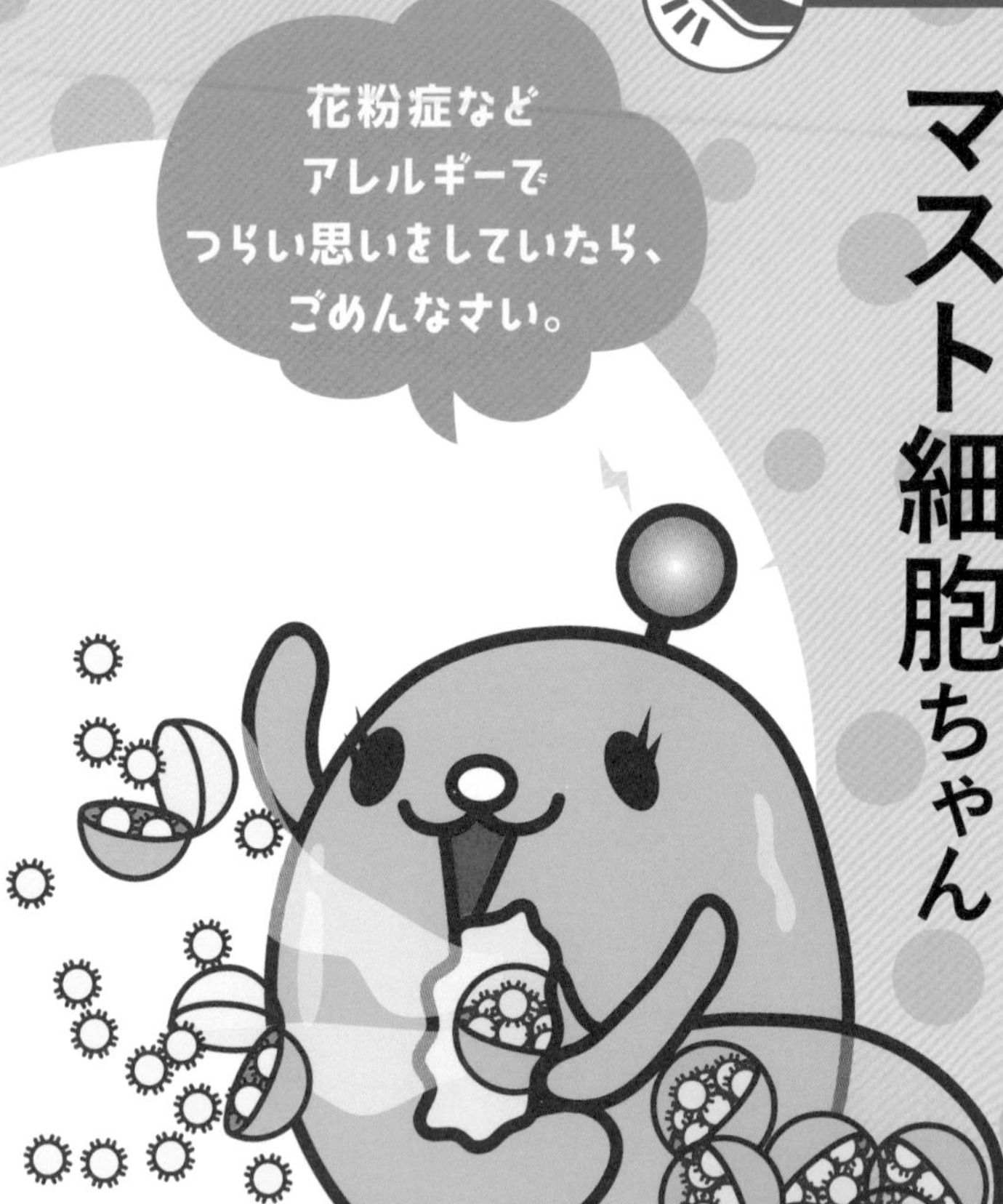
花粉症など
アレルギーで
つらい思いをしていたら、
ごめんなさい。

免疫トリビア!

❶ マスト細胞は組織にとどまっていて、血液やリンパ液のなかを移動することはない

❷ マスト細胞が発見されたのは1879年のことだが、長い間どんなはたらきをするかわからなかった

皮膚ちゃんのすぐ下にある皮下組織や
粘膜さん(→93ページ)の内側にいて、
寄生虫が入りこんでいないか見はっているわ。

寄生虫がからだに入りこむと、
あたしがヒスタミン部隊(→102ページ)を
出して追い出すのよ。

あたしがはたらきすぎることで、
アレルギーの症状を引きおこすこともあるの。

どんな細胞？

あたし、**マスト細胞は、自然免疫にかかわる免疫細胞**で、「肥満細胞」という別の名前もあるのよ。でも、肥満だなんて、なんだか失礼だと思わない？　あたし、ちょっと太めなだけなのよ。でも安心してね。あたしがからだにいるからって、太るってわけじゃないんだからね。

あたしは、**おもに皮膚ちゃんのすぐ下にある皮下組織という場所や、口や鼻のなか、食道や気管などの粘膜さんの内側にいて、人間のからだのなかに侵入してくる寄生虫を見はっているの。**そして、寄生虫を見つけると、それを外に追い出そうとがん

ばるってわけ。寄生虫の追放はあたしにまかせてね。

だけど、からだに害がない異物に対しても、あたしがはたらいて、アレルギーを引きおこすこともあるみたい……。

どんな役割？

あたしがどうやって寄生虫を追い出すか、教えてあげるわね。

寄生虫がからだのなかに入ると、まずB細胞どんがIgE抗体《こうたい》（→61ページ）をつくるの。すると、あたしはこれに反応して、自分のなかにいるヒスタミン部隊を放出するのよ。あたしのなかには、ヒスタミン部隊がたーくさんいるの！

そのヒスタミン部隊には、肺や消化管の筋肉を収縮させて、寄生虫を外に出すはたらきがあるわ。くしゃみもその１つよ。つまり、ヒスタミン部隊は、あたしにとって武器みたいなものね。

ただ、**花粉のように病原体でないものに対してもIgE抗体がつくられて、あたしがヒスタミン部隊を出すことがあるの**。そうすると、たくさんくしゃみが出たり、かゆみをおこしたりする花粉症などのアレルギー（→128ページ）症状がおきるみたい……。ごめんなさい、わざとじゃないの許してね。

豆知識　マスト細胞のなかには、ヒスタミンがつまった顆粒《かりゅう》がある。

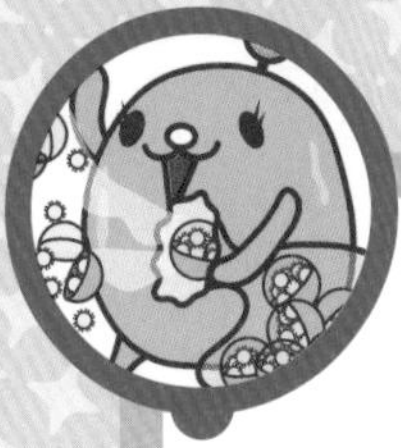

知りたい！免疫

アレルギー

　免疫が、からだに害がない物質に対して必要以上にはたらき、鼻水や涙、くしゃみ、発疹、かゆみなどの症状をおこすことを、アレルギーっていうのよ。アレルギーを引きおこすものを「アレルゲン」といい、花粉、ほこりなどのハウスダスト、食べもの、金属など、いろいろなものがあるの。同じアレルゲンがからだのなかに入っても、アレルギーになりやすい人となりにくい人がいるわ。

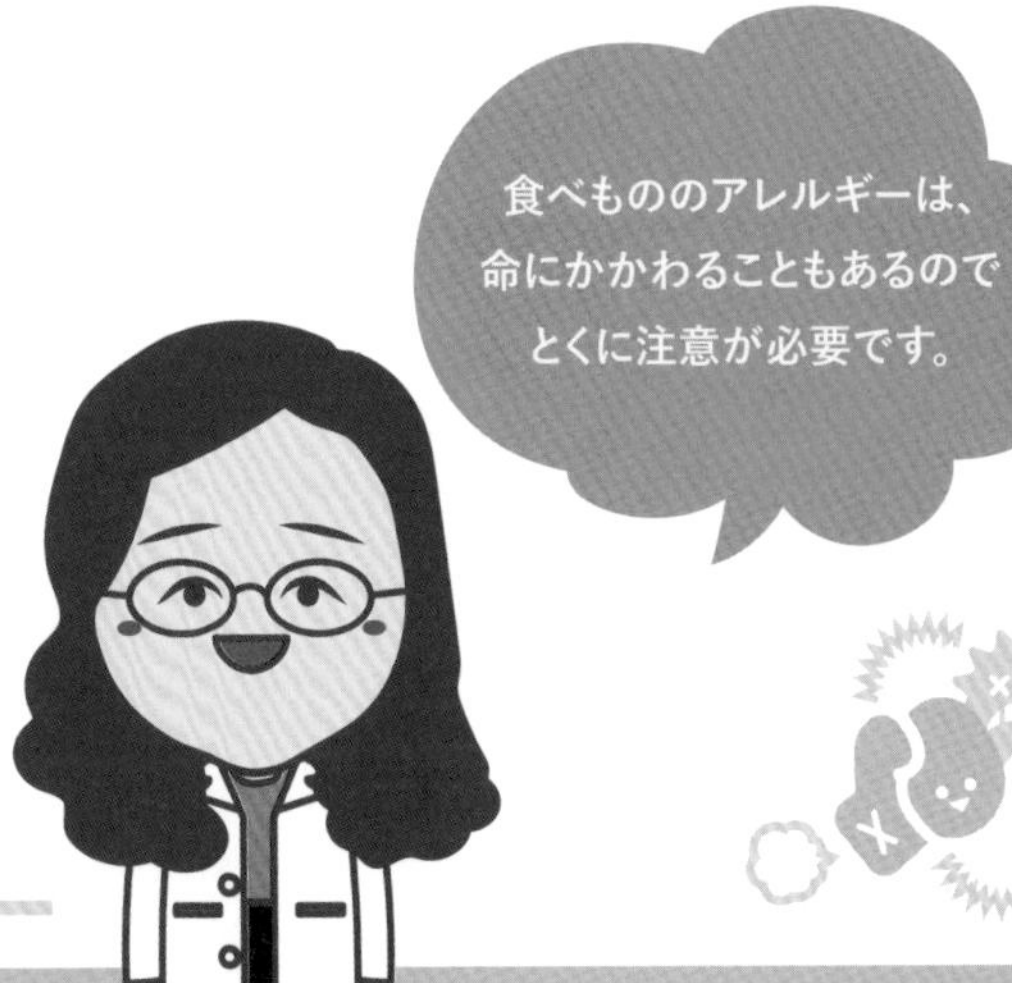
食べもののアレルギーは、
命にかかわることもあるので
とくに注意が必要です。

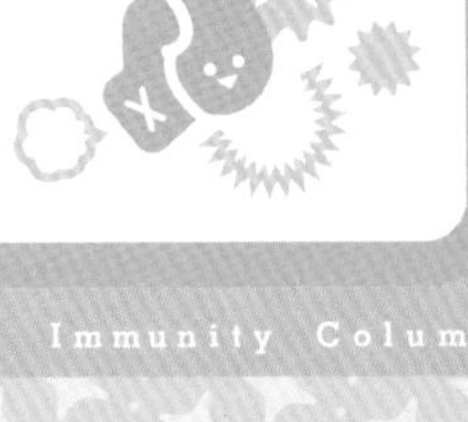

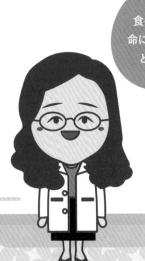

Immunity Column

自然免疫のしくみ

すばやく対応！ 自然免疫

自然免疫とは、人間のからだに生まれつき備わっている免疫のことです。自然免疫で活躍するのは、マクロファージや好中球《こうちゅうきゅう》、樹状《じゅじょう》細胞、ＮＫ細胞、マスト細胞など。病原体がからだに入りこむと、まず最初に、これらの免疫細胞が動き出します。

マクロファージは、からだに侵入し

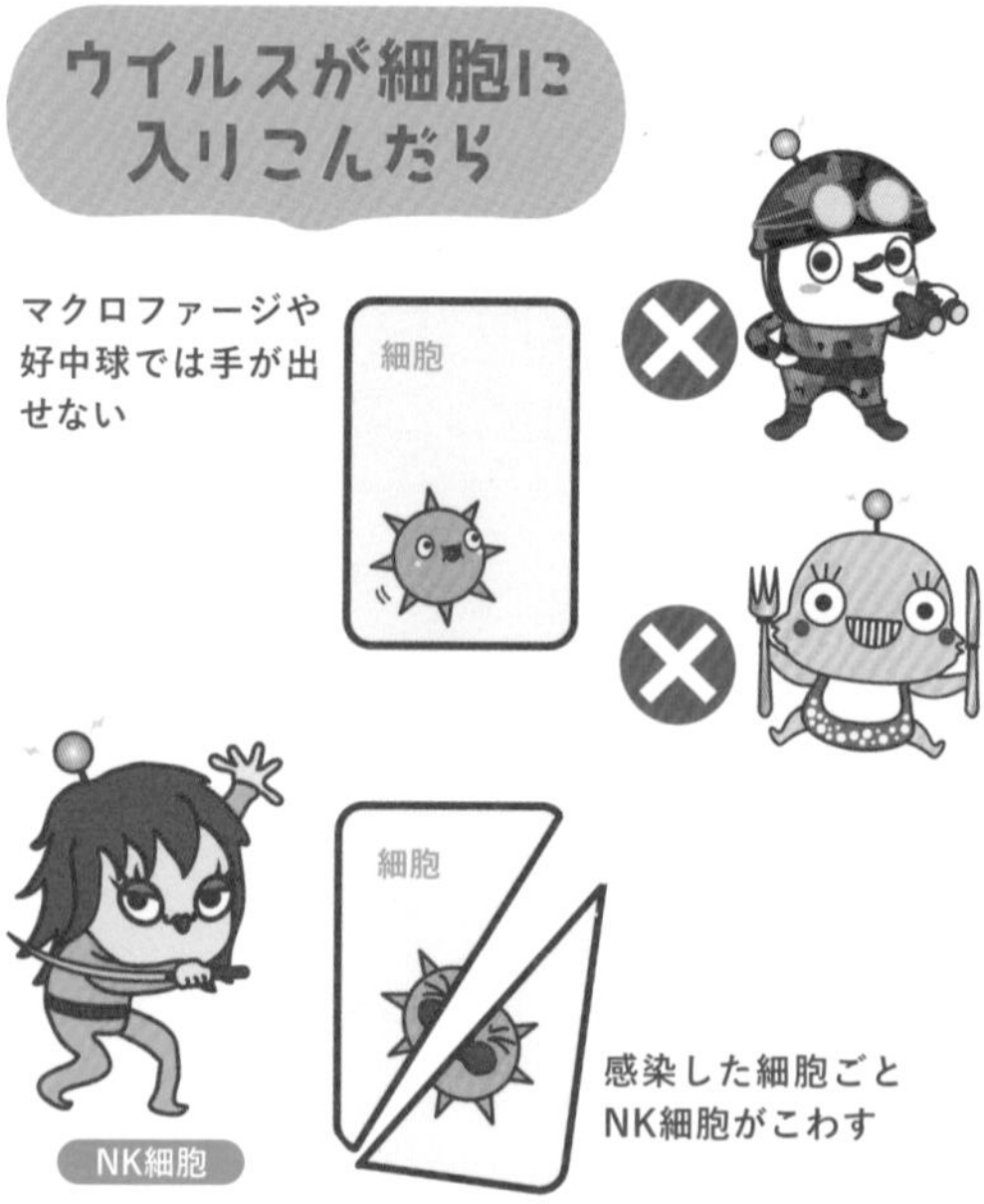
ウイルスが細胞に入りこんだら
マクロファージや好中球では手が出せない
細胞
細胞
NK細胞
感染した細胞ごとNK細胞がこわす

た病原体をいちはやく見つけて食べます。そのいっぽうで、サイトカインを出し好中球を呼びよせ、いっしょに病原体と戦うのです。マクロファージから連絡を受けた好中球は、血管外《けっかんがい》遊走《ゆうそう》といって、血管の外に出て移動できるようになるため、病原体がいる場所にすばやくたどり着けます。樹状細胞は、病原体の情報を獲得免疫にかかわるナイーブT細胞に連絡します。

ウイルスが細胞のなかに入りこんでしまうと、マクロファージや好中球では、やっつけることがむずかしくなります。そういうときは、NK細胞が感染した細胞ごとこわすのです。

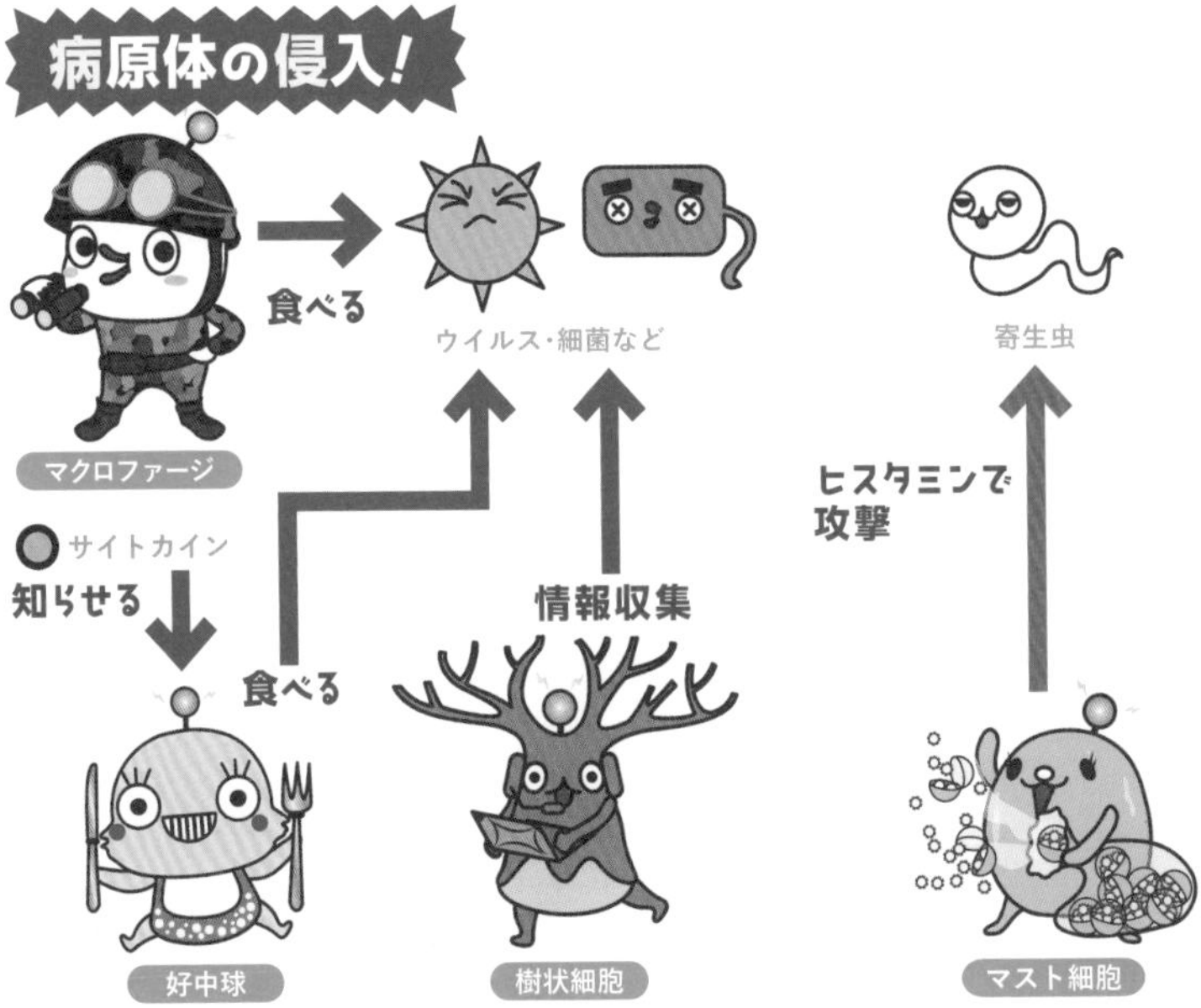
病原体の侵入！
食べる
ウイルス・細菌など
寄生虫
マクロファージ
サイトカイン
知らせる
食べる
情報収集
ヒスタミンで
攻撃
好中球
樹状細胞
マスト細胞

拡大版 知りたい！免疫

抗原《こうげん》レセプター

獲得免疫にかかわる細胞がもっているレセプターです。

きちんと見分けるレセプター

自然免疫にかかわる免疫細胞は、「パターン認識レセプター」をもっていて、からだに侵入した病原体などの種類をおおまかに見分けています。

いっぽう、獲得免疫にかかわるB細胞やT細胞（キラーT細胞やヘルパーT細胞など）は、病原体などの種類をしっかり見分けるレセプターをもっています。このレセプターにくっつくものを「抗原《こうげん》」というため、「抗原レセプター」と呼ばれます。病原体の成分も、抗原の1つです。

じつは抗原レセプターは、1つの免疫細胞につき1種類だけの抗原しかくっつけられません。つまり、1つの免疫細胞が対応できる病原体は1種類だけ。でも心配ご無用です。抗原レセプターの種類は数えきれないほど準備されているため、どんな病原体に対しても、どれか1つは

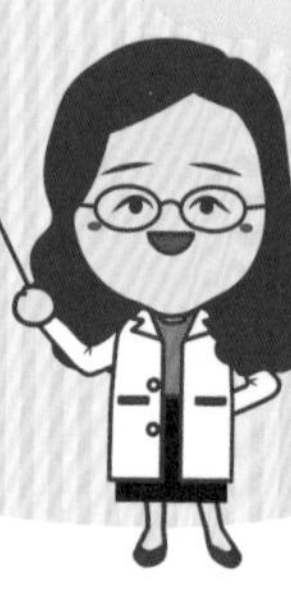

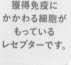

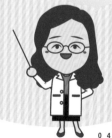

対応できるしくみになっているのです。

そして、レセプターに抗原がくっついた細胞は、数をいっきに増やします。こうして、同じ病原体と戦う仲間の細胞を、たくさんつくるのです。これを「クローン増殖」といいます。

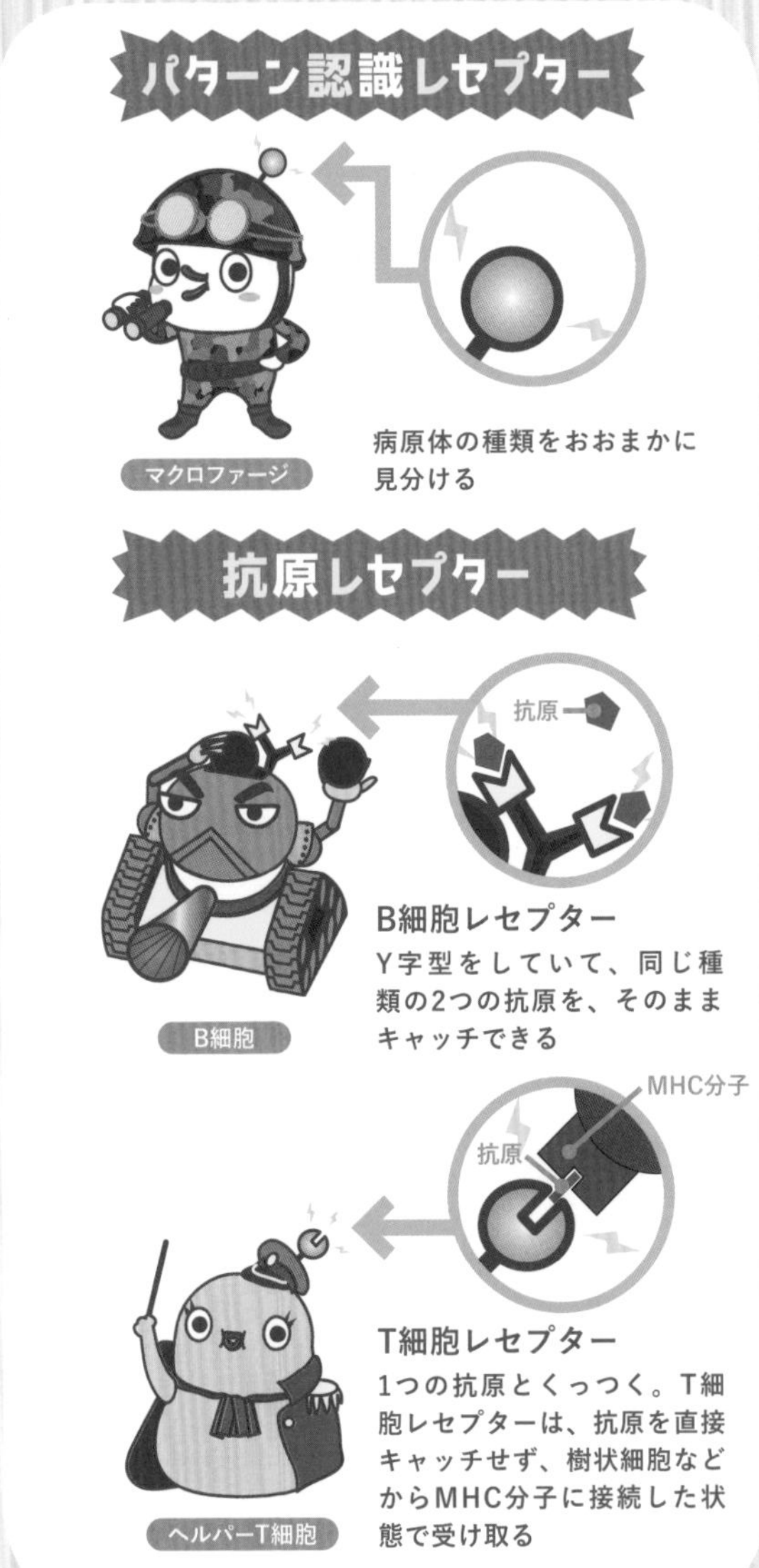

パターン認識レセプター
マクロファージ
病原体の種類をおおまかに見分ける
抗原レセプター
抗原
B細胞
B細胞レセプター
Y字型をしていて、同じ種類の2つの抗原を、そのままキャッチできる
MHC分子
抗原
ヘルパーT細胞
T細胞レセプター
1つの抗原とくっつく。T細胞レセプターは、抗原を直接キャッチせず、樹状細胞などからMHC分子に接続した状態で受け取る

はなれた場所から攻撃する！

B細胞どん

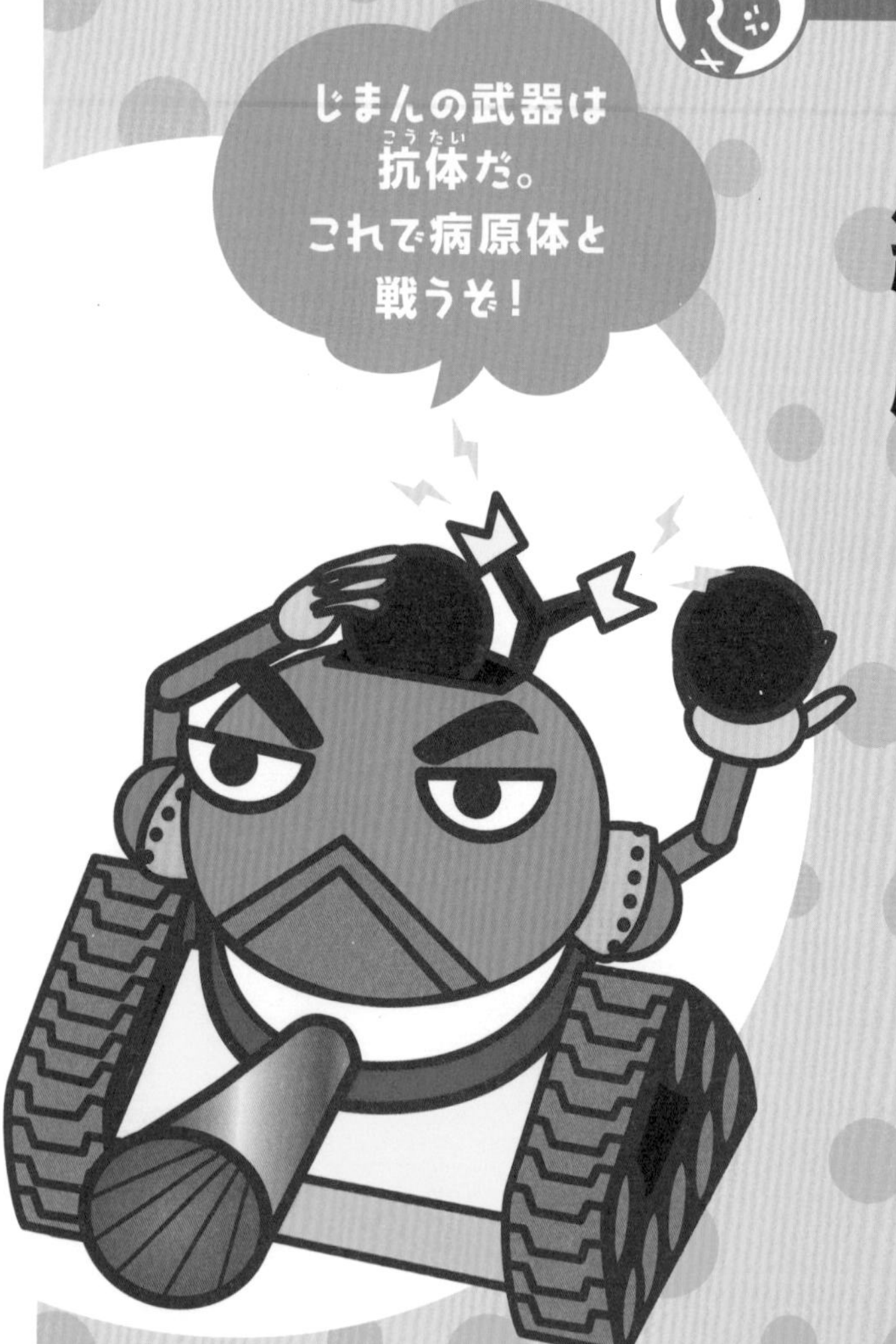
じまんの武器は抗体《こうたい》だ。これで病原体と戦うぞ！

免疫トリビア！

1. B細胞がはじめて出会う病原体と戦うには約1週間かかる
2. 前に出会ったことのある病原体なら、戦う準備は数日でOK
3. メモリーB細胞やメモリーT細胞には、数十年くらい長生きするものもある

おれはじっくりと準備をして、
病原体をやっつける
獲得免疫にかかわる免疫細胞だ。

抗体《こうたい》を生み出すことができるのは、
おれだけなんだ。
その抗体で、病原体を攻撃するぞ。

抗体の正体は、おれがもつ抗原《こうげん》レセプターさ。
ヘルパーT細胞さまの指示を受けて、
抗原レセプターを抗体につくりかえるんだ。

どんな細胞？

おれは**リンパ球のメンバーで、獲得免疫にかかわる免疫細胞だ。おれのような獲得免疫にかかわる免疫細胞は、病原体に対して、じっくりと準備をしてから戦いはじめる。**だから、時間はかかるけれど、攻撃する力は大きいんだ！　おれたちの力がきちんと発揮できれば、どんな病原体だってたおせるはずさ。

そんなおれの武器は抗体《こうたい》だ！　**抗体っていうのは、病原体を標的にしておれから発射される弾丸のようなものさ。**おれには抗体という武器があるから、病原体と直接戦うことはないんだ。そして、抗体をつくれるのは、おれだけなんだぞ！

　おれはほかの免疫細胞と同じく、**骨髄《こつずい》かあさんで生まれ成長する。そして、血管ちゃんやリンパ管ちゃんを通って、からだをめぐっているぞ！**

どんな役割？

　何度もアピールして悪いが、おれのじまんは抗体！　さっきもいったように、抗体をつくれるのは、おれだけなんだ。でもじつは、自分の力だけではつくることができない。ヘルパーT細胞さまの助けが必要なんだ。

　おれは、**抗原《こうげん》レセプターに病原体がくっつくと、その病原体の情報を知っているヘルパーT細胞さまを探すのさ。そして、病原体の情報をもつヘルパーT細胞さまを探し出すと、抗体づくりの指示を出してもらうんだ。**

　指示を受けたおれはパワーアップして、抗体をつくり出せる状態になるぞ。この状態のおれは、「形質細胞《けいしつさいぼう》」と呼ばれるんだ。抗体は、じつはおれがもつ抗原レセプター（B細胞レセプター）をつくりかえたものなんだぞ。おどろいたかい？

　こんなふうに、おれたち免疫細胞はたがいに協力し合うことで、より強力に病原体と戦うことができるってわけさ！

豆知識　B細胞は血管やリンパ管以外に、リンパ節や脾臓《ひぞう》（→79ページ）にもたくさんいる。

おれの仲間

メモリーB細胞じいさん（左）
メモリーT細胞ばあさん（右）

おれや、キラーT細胞どの、ヘルパーT細胞さまのなかには、はじめて出会った病原体を記憶している仲間がいる。それがメモリーB細胞じいさんやメモリーT細胞ばあさんだ。かれらはとっても長生きなんだ。かれらが情報をもっているから、おれたちは2度目に出会った病原体に対して、1度目よりはやく戦いをはじめられるんだ。

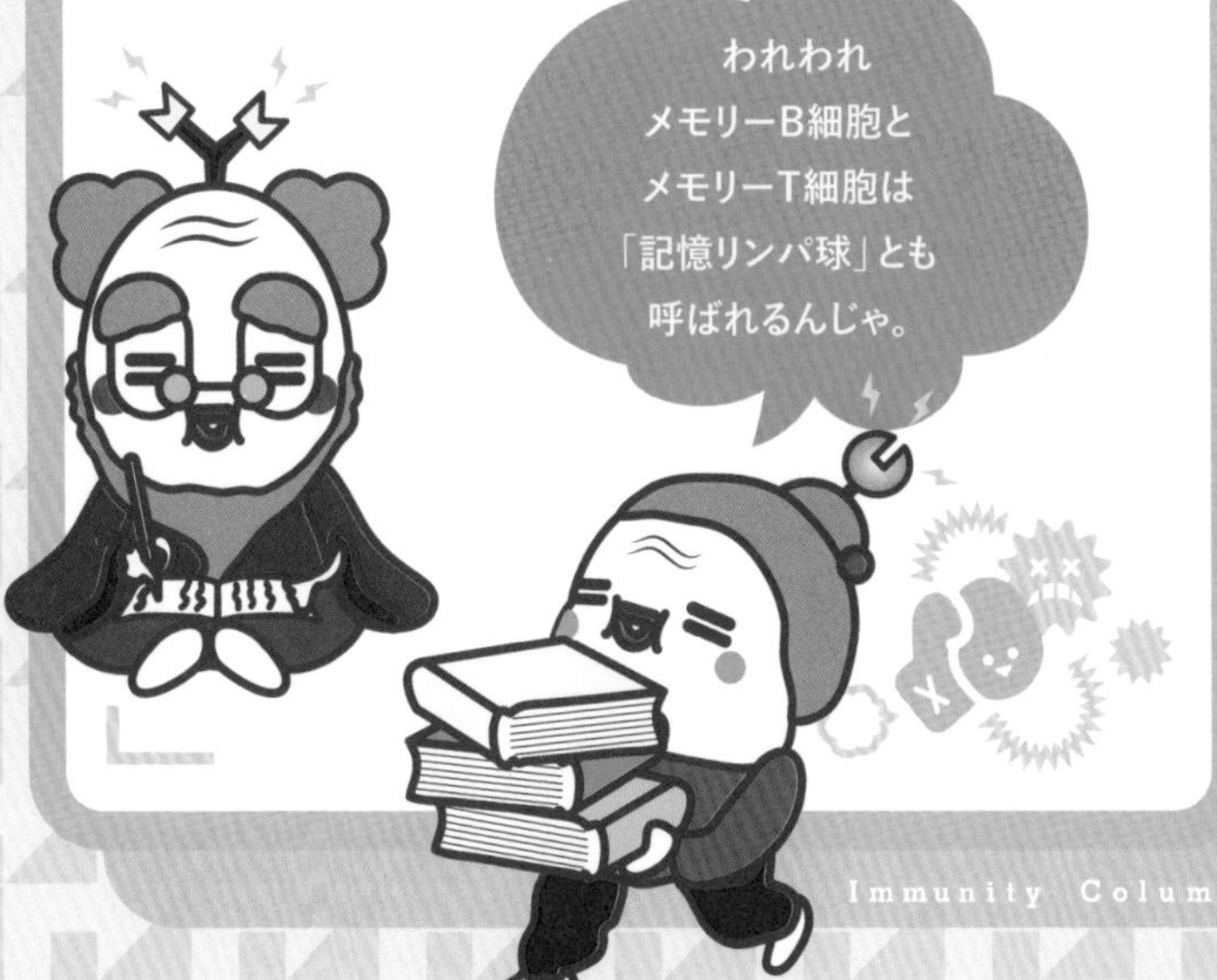
われわれ
メモリーB細胞と
メモリーT細胞は
「記憶リンパ球」とも
呼ばれるんじゃ。

キラーT細胞どの

パワーアップして、感染細胞をこわす！

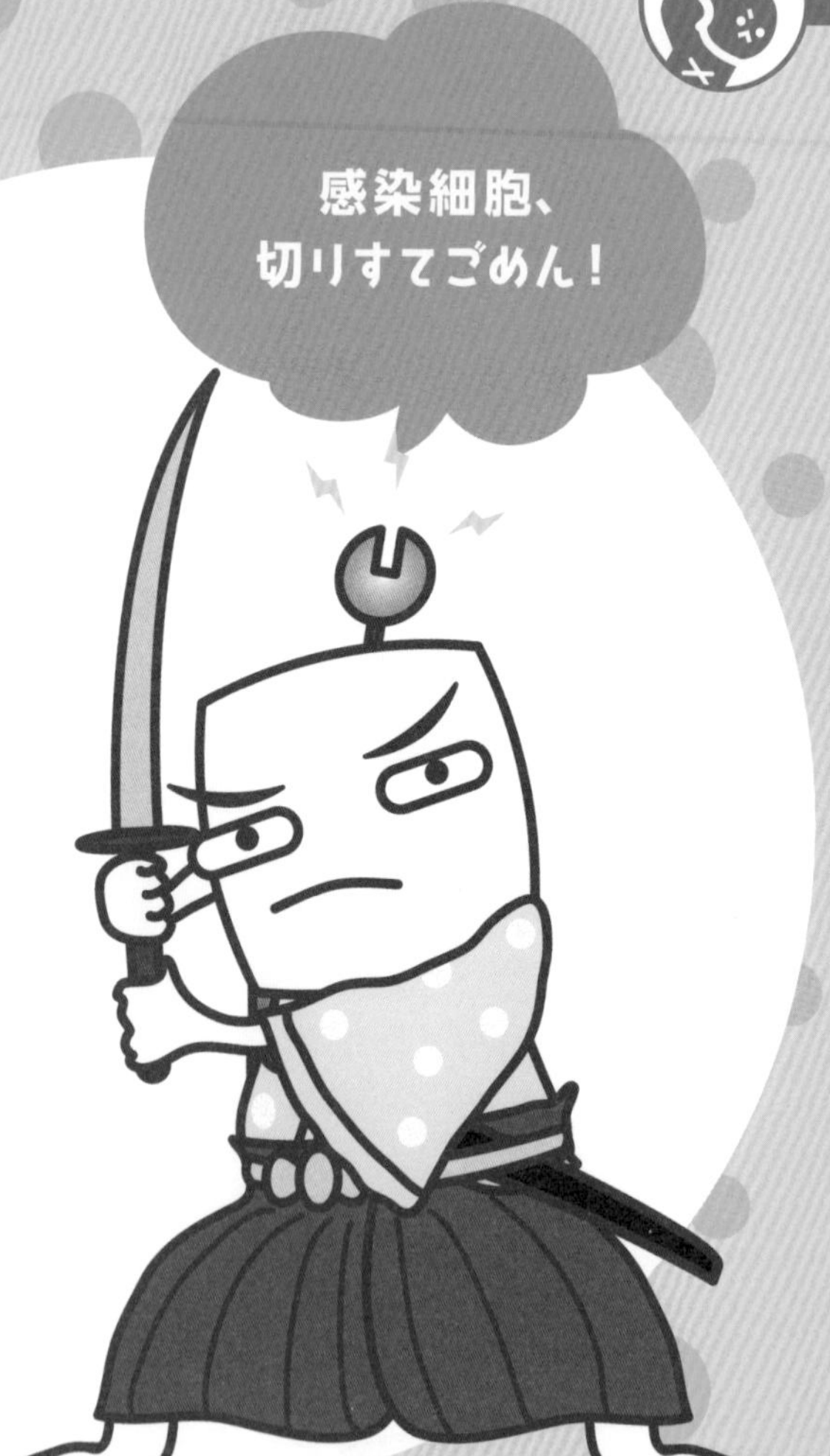

免疫トリビア！

❶ T細胞の「T」は、胸腺の英語 Thymus《サイマス》 に由来する

❷ キラーT細胞は、NK細胞、B細胞、ヘルパーT細胞と同じリンパ球の仲間で、この4つは光学顕微鏡で見るとほぼ同じに見える

❸ 見た目が同じリンパ球のちがいは、細胞の表面の成分と役割にある

せっしゃは、ほかのT細胞といっしょに
骨髄《こつずい》かあさんで生まれ、途中で
胸腺《きょうせん》せんせい（→68ページ）に移り、育ったでござる。

せっしゃの役割は、
ウイルスが入りこんだ細胞をこわすことでござる。

樹状《じゅじょう》細胞くんからウイルスの情報と
刺激を受け取ることで、
感染細胞をこわすことができるようになるでござる。

どんな細胞？

せっしゃは**リンパ球の一員**で、ほかのメンバー同様、**からだ中をめぐっている**でござる。B細胞どんと同じく、**獲得免疫にかかわる免疫細胞でござるよ。**

せっしゃの名前にT細胞とあるが、じつは**せっしゃ以外にもT細胞はいるのでござる。**ヘルパーT細胞さまや制御性《せいぎょせい》T細胞にいさん（→71ページ）などがそう。**みんな最初は骨髄《こつずい》かあさんのなかで生まれ、途中で移動して胸腺《きょうせん》せんせいのもとで育つ。**われわれT細胞は、生まれも育ちも同じなんだが、役割はそれぞれちがうのでござるよ。

豆知識　キラーT細胞はCD8という分子をもっているから、キラーCD8 T細胞とも呼ばれる。

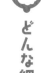

せっしゃはT細胞のなかでも、戦うことが専門で、ウイルスに感染した細胞をこわせるのでござる。細胞にはかわいそうだが、これで感染の広がりをふせげるのでござるよ。

どんな役割？

自然免疫にかかわるNK細胞ねえさんも、せっしゃと同じように、ウイルスに感染した細胞をこわす役割があるでござる。しかし、感染したすべての細胞をNK細胞ねえさんだけでこわせるわけではない。そこで、せっしゃの出番。**NK細胞ねえさんの攻撃をのがれた細胞を、せっしゃがこわすのでござる。**

細胞もろともウイルスをたおすせっしゃでござるが、じつは、もとから強かったわけではない。リンパ管ちゃんを通ってからだ中をめぐっているうちに、リンパ節ちゃんで樹状《じゅじょう》細胞くんに出会って、強くしてもらったのでござる。

せっしゃは、**樹状細胞くんの抗原提示《こうげんていじ》と、そのとき樹状細胞くんが出す刺激がきっかけになって、パワーアップすることができるのでござるよ。**この刺激を「補助刺激」という。せっしゃがからだをまもるために活躍するには、樹状細胞くんが必要不可欠ってことでござるな。

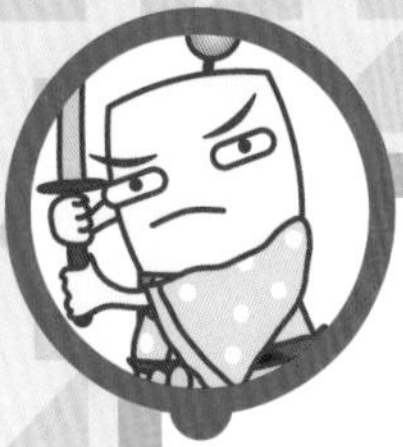

せっしゃの過去

ナイーブ（CD8）T細胞ちゃん

せっしゃは樹状細胞くんの力によって、感染した細胞をこわせるようになるが、じつは、パワーアップする前のせっしゃのすがたが、ナイーブ（CD8）T細胞ちゃんでござる。はずかしながら、このころはせっしゃも一人前になっておらず、細胞をこわすことができない、おとなしい状態でござったよ。

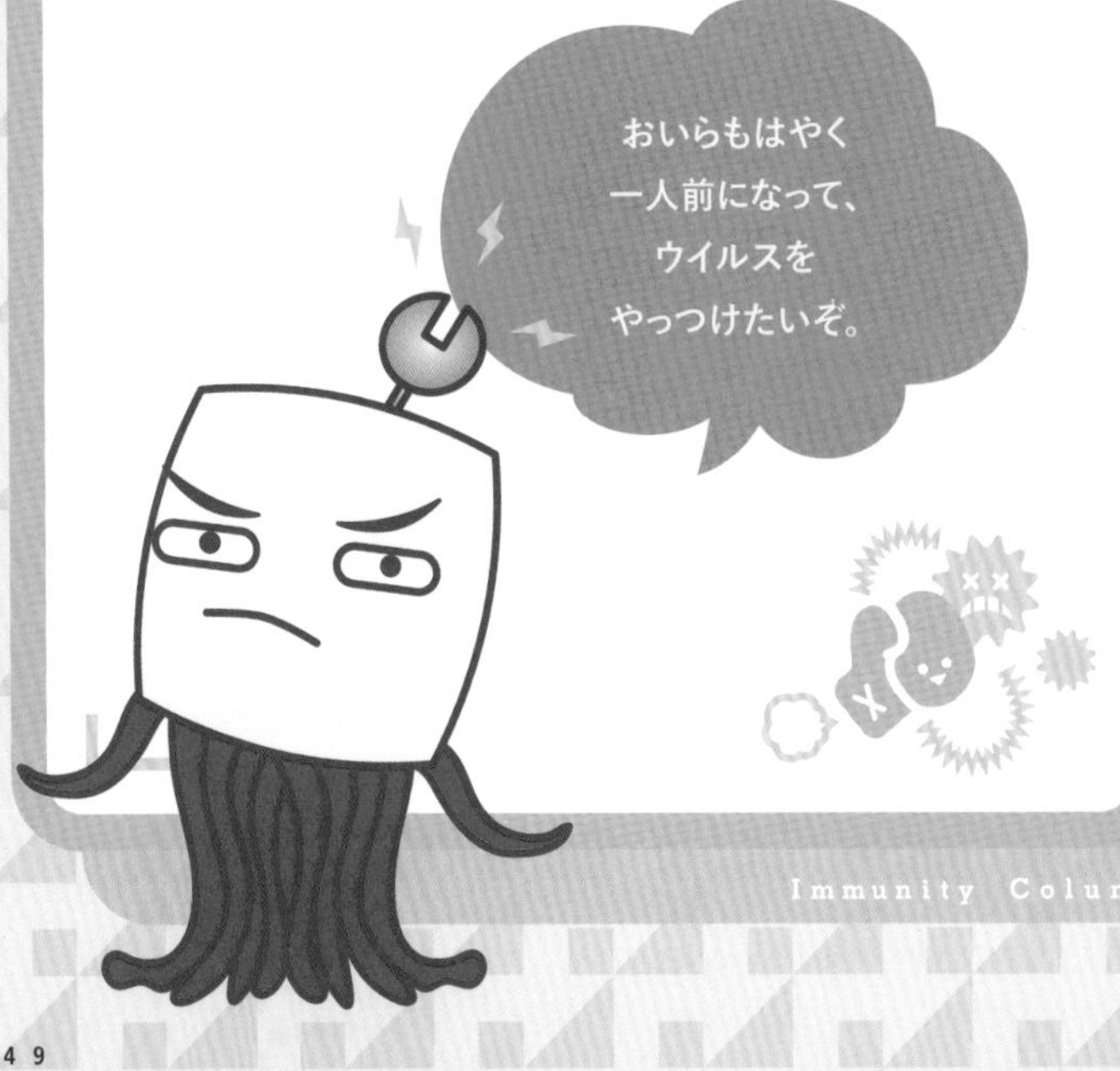
おいらもはやく
一人前になって、
ウイルスを
やっつけたいぞ。

指示を出す司令官細胞！

ヘルパーT細胞さま

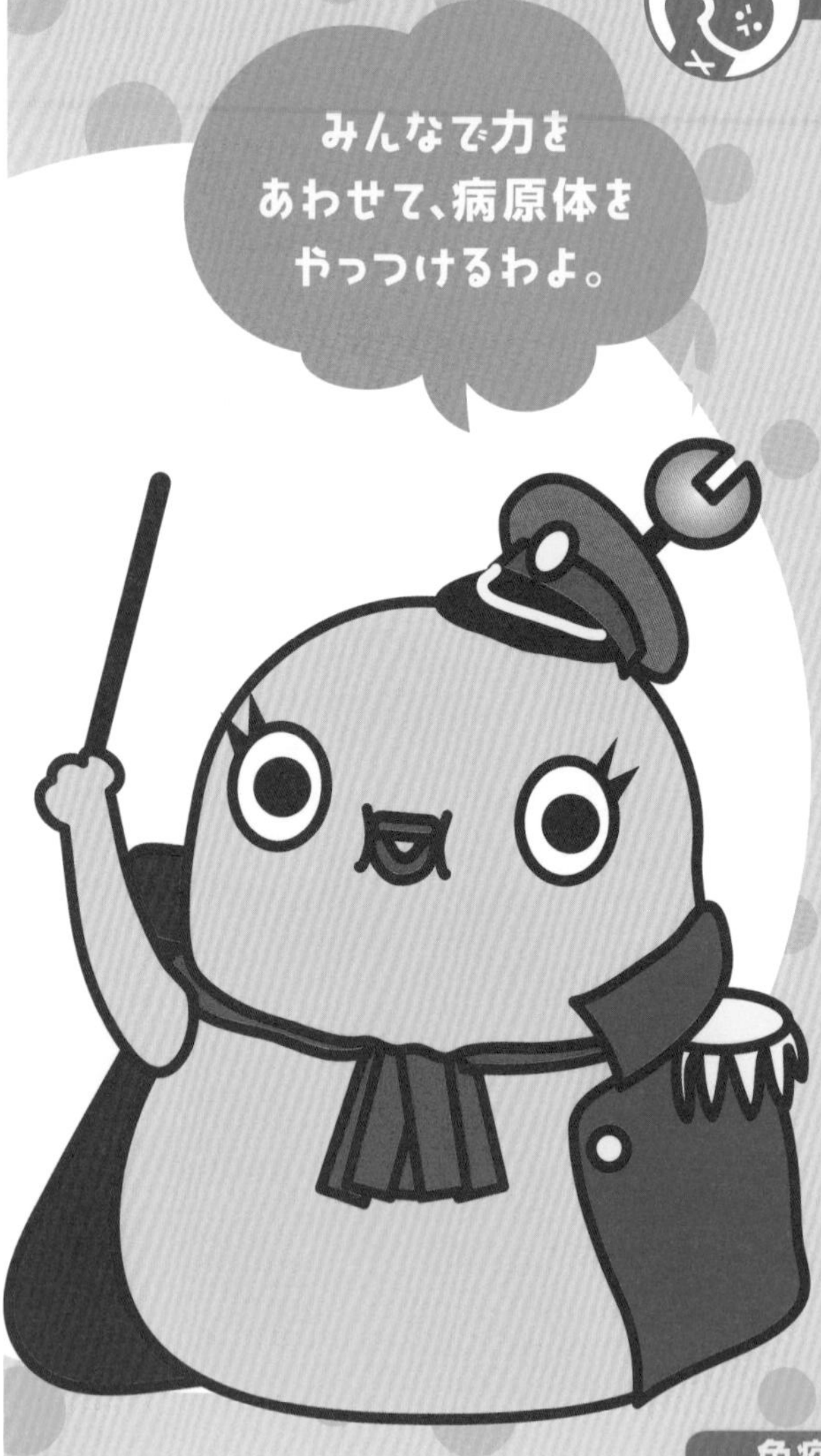
みんなで力を
あわせて、病原体を
やっつけるわよ。

免疫トリビア！

❶ ヘルパーT細胞は、「Th」と略されて呼ばれることも多い
❷ ヘルパーT細胞は多くの免疫不全症（→130ページ）に関係している
❸ HIV（ヒト免疫不全ウイルス）（→130ページ）に感染すると、
ヘルパーT細胞の数は減る

司令官という立場だけど、
生まれも育ちもほかのT細胞と同じなのよ。

ほかの免疫細胞がきちんとはたらけるように、
さまざまな指示を出すのがわたしの仕事。

わたしによって、マクロファージくんは
より強く、B細胞どんはたくさんの抗体《こうたい》を
つくるようになるわ。

どんな細胞？

わたしの名前はヘルパーT細胞！　ほかのT細胞と同じように、**骨髄《こつずい》かあさんのなかで生まれたあと、胸腺《きょうせん》せんせいのなかで成長するわ。成長後はリンパ球のメンバーとして、血管ちゃんやリンパ管ちゃんを通って、からだ中をめぐっているのよ。**

獲得免疫にかかわる免疫細胞としてのわたしの任務、それは免疫細胞を指揮する司令官！　つまり、ほかの免疫細胞がきちんとはたらくことができるように指揮をとることよ。わたしは**いろんな免疫細胞に的確な指示を出して、パワーアップさせたり、サポートしたりしているわ。**

豆知識　ヘルパーT細胞が、病原体を直接攻撃することはない。

とても大切な任務よ。

ちなみに、CD4という分子をもっているので、わたしのことを、ヘルパーCD4T細胞と呼ぶ人もいるのよ。

どんな役割？

いろいろあるわたしの仕事のなかで、とくに重要なものを2つ紹介するわね。

1つは、**マクロファージくんを元気にすること**。食いしん坊のかれが食べた病原体の情報が、わたしの知っている病原体だったら、かれをパワーアップさせることができるのよ。そのときわたしは、**マクロファージくんを刺激するサイトカインを出しているわ。**

わたしのもう1つの重要なはたらきは、**B細胞どんに抗体《こうたい》をつくらせることよ。**

B細胞どんは、自分の抗原《こうげん》レセプターでキャッチした病原体の情報をわたしに伝え、「その病原体に対する抗体をつくってもいいか？」と質問してくるわ。それがわたしの知っている病原体だったら、**わたしはB細胞どんを刺激するサイトカインを出して、たくさんの抗体をつくるように指示するのよ。**

このように、わたしたち免疫細胞は力を合わせて病原体と戦っているわ。

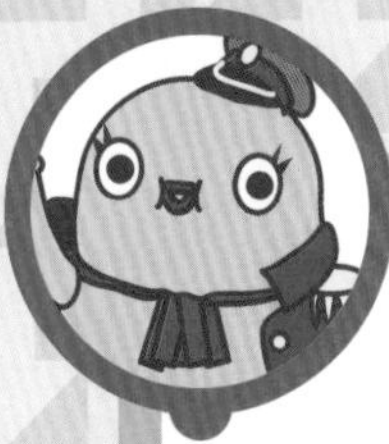

わたしの過去

ナイーブ（CD4）T細胞ちゃん

キラーT細胞どのと同じように、わたしにもはたらけないナイーブな時代があったの。それがナイーブ（CD4）T細胞ちゃん。リンパ節ちゃんにやってきた樹状《じゅじょう》細胞くんから、病原体の情報と補助刺激を伝えられることで、パワーアップして、わたしはヘルパーT細胞になるの。

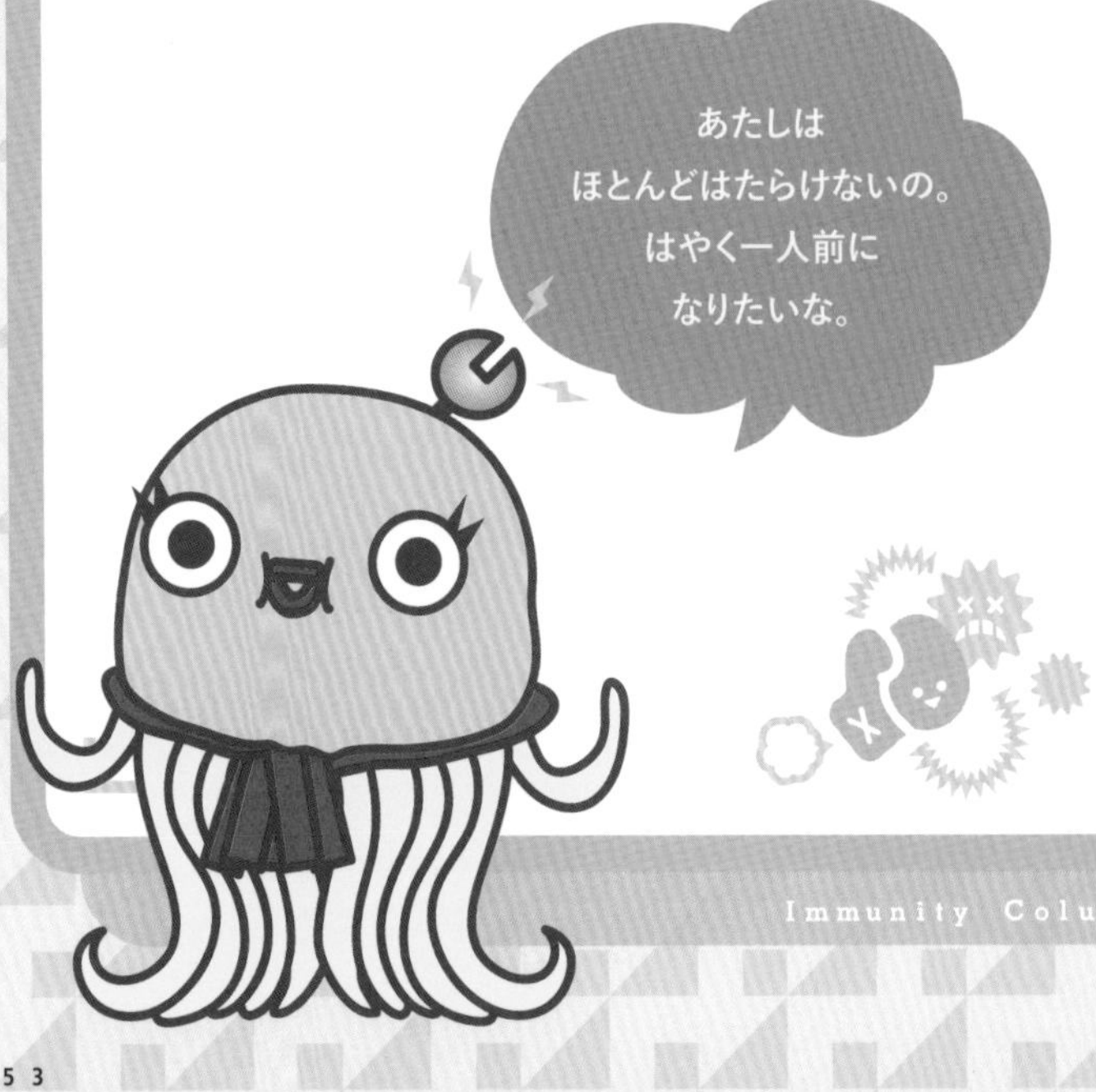
あたしは
ほとんどはたらけないの。
はやく一人前に
なりたいな。

血液細胞の赤ちゃん！

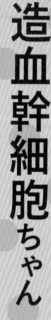

造血幹細胞《ぞうけつかんさいぼう》ちゃん

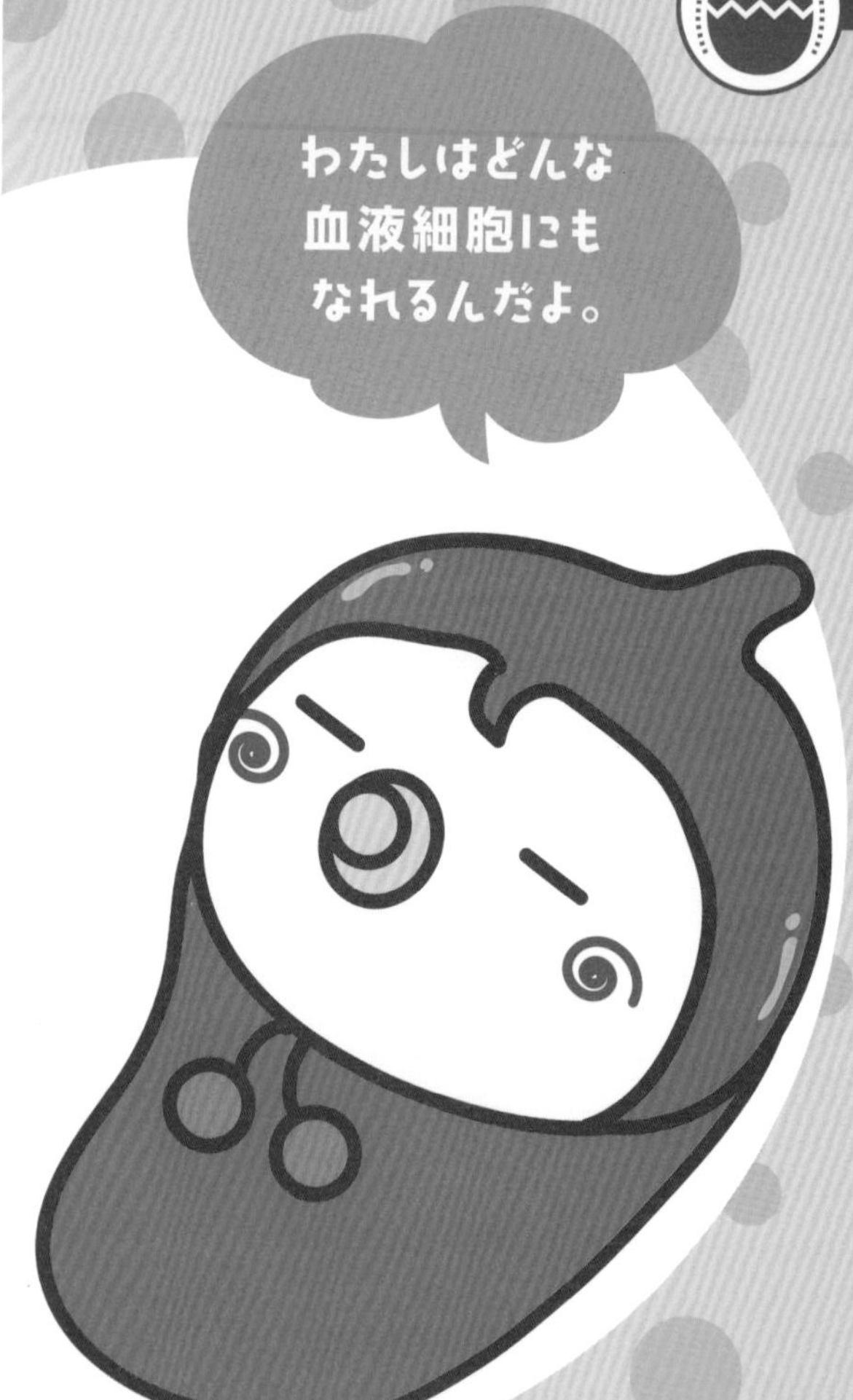

免疫トリビア！

❶ 造血幹細胞は、細胞分裂によって複製をつくり出すことができる。そのため、骨髄のなかからなくなることはない

❷ 骨髄以外にも、へその緒（さい帯）や胎盤のなかにふくまれるさい帯血に、造血幹細胞は存在する

わたしは骨のなかにいる
骨髄《こつずい》かあさんで生まれるの。

すべての血液細胞をつくり出すもとに
わたしはなるんだよ。

わたしが少し成長すると、
前駆《ぜんく》細胞ちゃん（→56ページ）になるの。

どんな細胞？

わたしは**骨のなかにいる骨髄《こつずい》かあさんで生まれるの。**血液細胞の赤ちゃんだよ。

じつは、**血液のなかのすべての細胞は、わたしがもとになっているの。**すごいでしょ？　酸素を運ぶ赤血球も、血液をかためる血小板も、もちろん免疫細胞である白血球も、わたしから成長して、それぞれの特徴をもつ細胞になるよ。このように**成長して特徴をもつようになることを、「分化」というの。**

わたしは少し成長すると、前駆《ぜんく》細胞ちゃんになるんだよ。はやく大きくなりたいな。

血液細胞の1年生！
前駆《ぜんく》細胞ちゃん

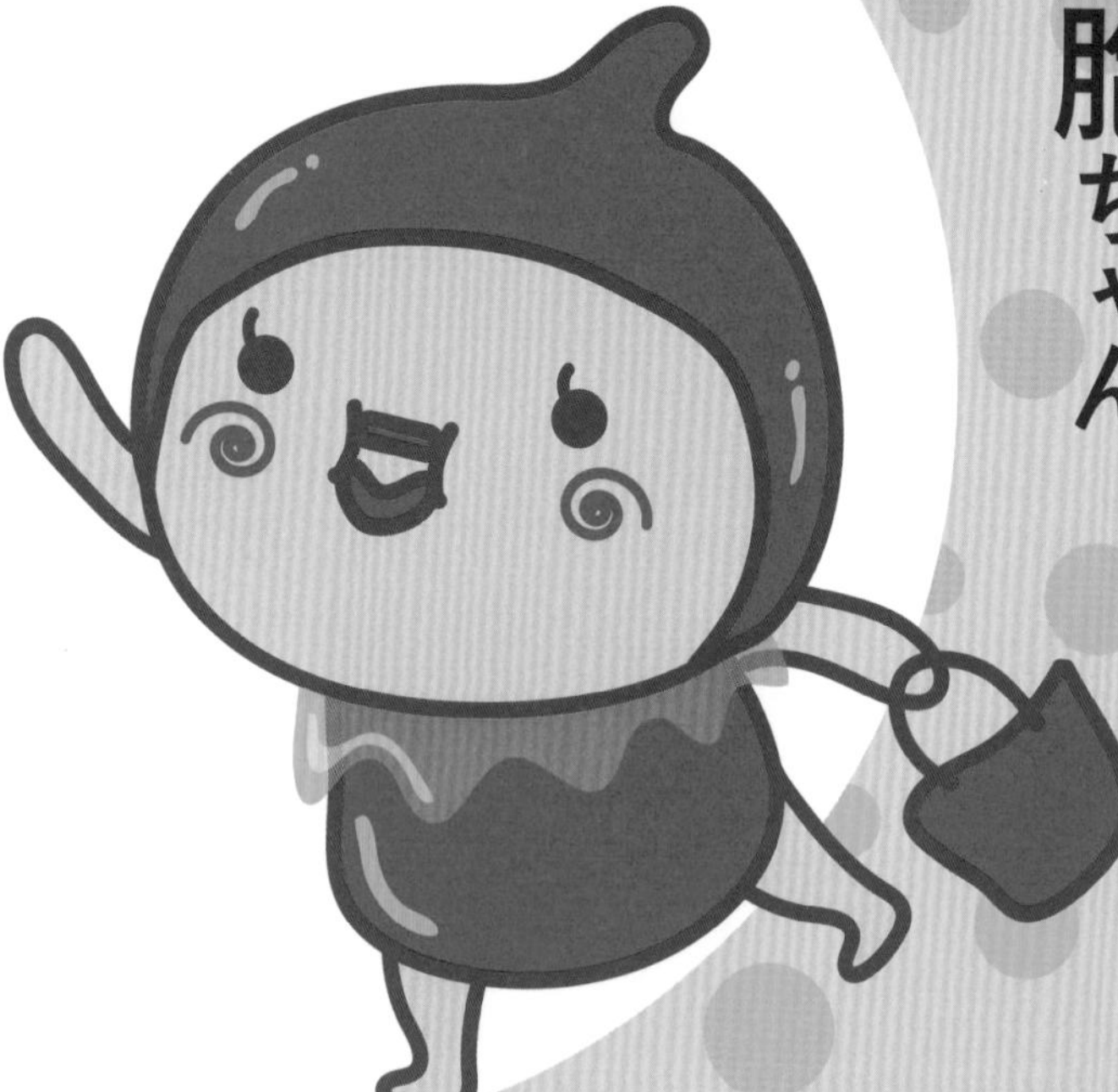

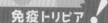

免疫トリビア！

❶ キラーT細胞やヘルパーT細胞などのT細胞は、前駆細胞のときに骨髄から胸腺へ移動する

❷ 造血幹細胞は少ないが、前駆細胞のときに猛スピードで増殖して、それぞれの免疫細胞に分化していく

わたしは成長すると、
いろいろな血液細胞に分化するんだよ。

大きく分けて、わたしには骨髄系前駆《こつずいけいぜんく》細胞と
リンパ球系前駆細胞の2種類があるの。

もちろん免疫細胞も
わたしから分化していくよ。

どんな細胞？

造血幹《ぞうけつかん》細胞ちゃんが少し成長したすがたが、わたしなの。わたしには大きく分けると、骨髄系前駆《こつずいけいぜんく》細胞とリンパ球系前駆細胞の2種類があるよ。

骨髄系前駆細胞からは、赤血球や血小板のほか、マクロファージくんや好中球《こうちゅうきゅう》ちゃん、樹状《じゅじょう》細胞くん、マスト細胞ちゃんなどが分化していくの。リンパ球系前駆細胞からは、NK細胞ねえさん、B細胞どん、キラーT細胞どの、ヘルパーT細胞さまなどが分化するよ。

こうしてできた免疫細胞は、からだをまもるために活躍するんだよ。

獲得免疫のしくみ

じっくり対応！ 獲得免疫

からだに侵入した病原体がどんな種類か、しっかり見きわめ、準備をしてから対応するのが獲得免疫です。

獲得免疫にかかわるB細胞やT細胞（キラーT細胞やヘルパーT細胞など）を目覚めさせる重要な役割をもつのが、樹状《じゅじょう》細胞。樹状細胞は病原体らしいものを食べたり、自分の周囲にあ

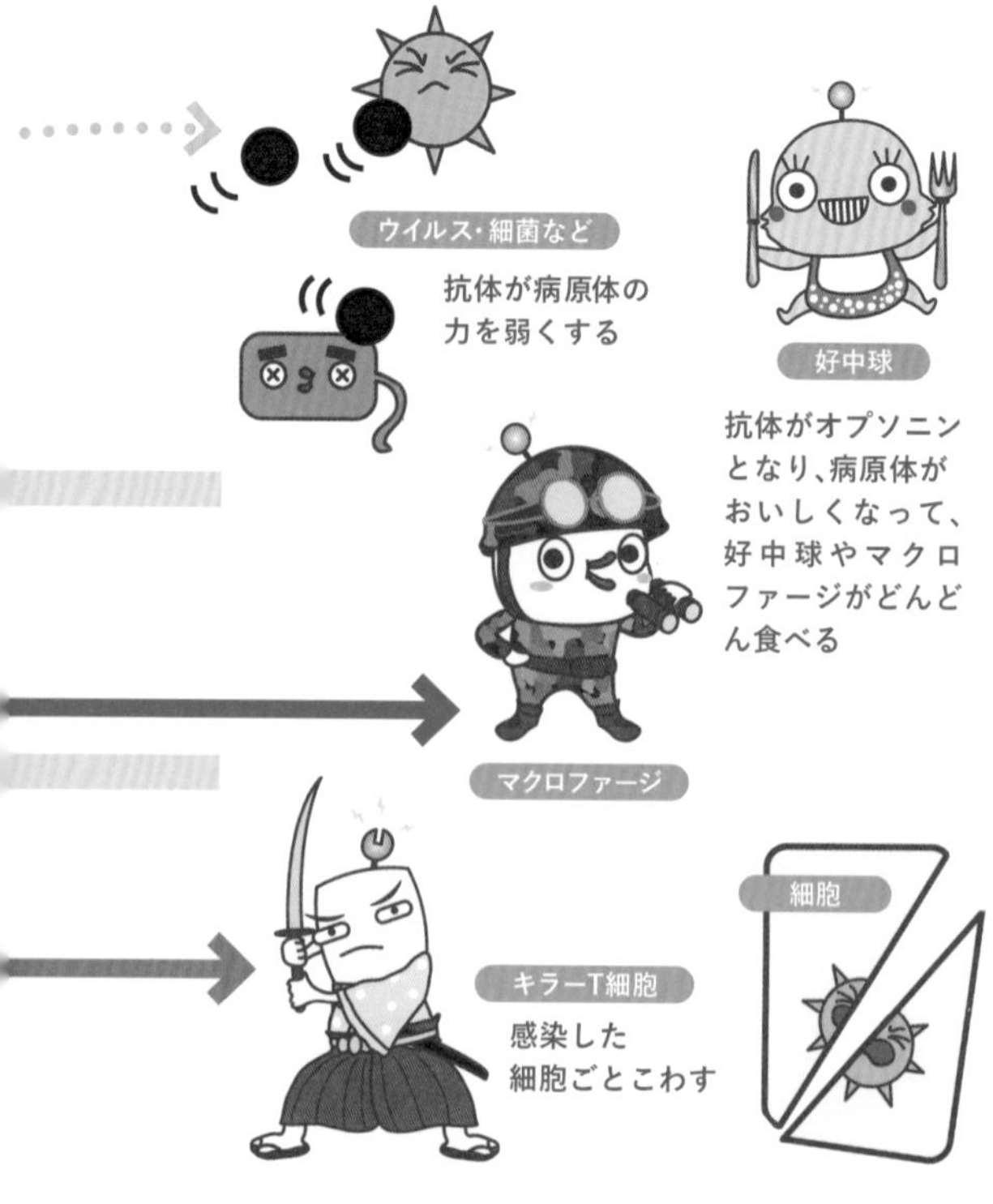
ウイルス・細菌など
抗体が病原体の
力を弱くする
好中球
抗体がオプソニン
となり、病原体が
おいしくなって、
好中球やマクロ
ファージがどんど
ん食べる
マクロファージ
細胞
キラーT細胞
感染した
細胞ごとこわす

る細かい物質を飲みこんだりします。そして、それが危険だとわかったらリンパ節に行き、その情報を補助刺激といっしょにT細胞へわたします（抗原《こうげん》提示《ていじ》）。それを受け取る前のT細胞はナイーブT細胞といい、免疫細胞としてはほぼ活動していません。

情報を受け取ったT細胞は、パワーアップしてはたらきはじめます。キラーT細胞はリンパ節から外に出て、病原体に感染した細胞をまるごとこわします。ヘルパーT細胞もリンパ節の外に出て、マクロファージを元気にしたり、B細胞に抗体《こうたい》をつくるように指示したりします。

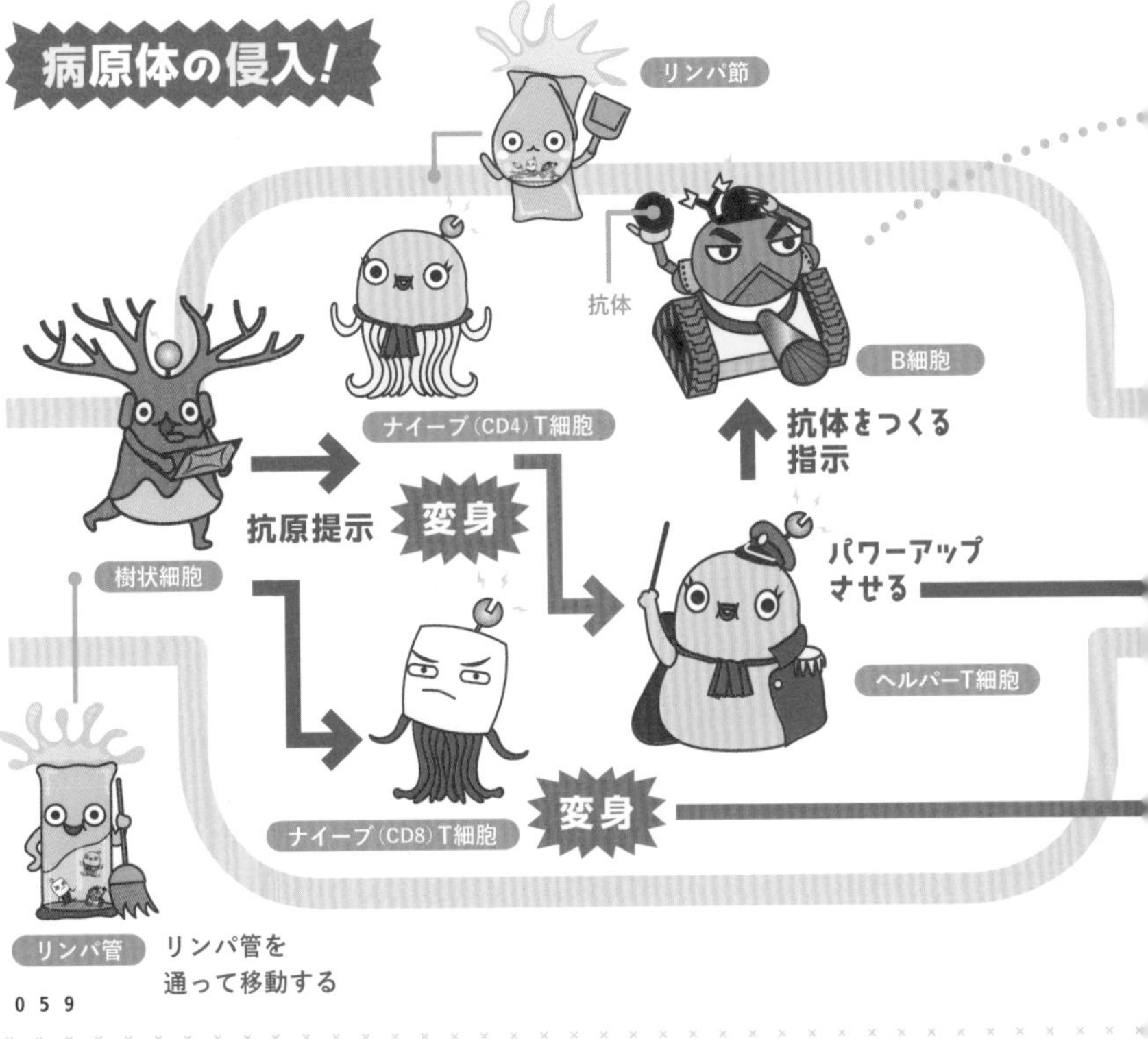
病原体の侵入！
リンパ節
抗体
B細胞
抗体をつくる指示
ナイーブ（CD4）T細胞
抗原提示
変身
樹状細胞
パワーアップさせる
ヘルパーT細胞
ナイーブ（CD8）T細胞
変身
リンパ管
リンパ管を通って移動する

拡大版

知りたい!免疫

抗体《こうたい》

病原体を無効化する!

抗体《こうたい》というのは、病原体を攻撃する武器のような物質です。これをつくることができるのは、B細胞だけ。B細胞から発射された抗体が、病原体に結びつくと、病原体の力をなくすことができます。

また、病原体と結びついた抗体は、オプソニンの一種となり、マクロファージや好中球《こうちゅうきゅう》にとって「おいしい」という目印になります。そのため、病原体をどんどん食べてもらえるのです。

B細胞がつくる抗体は強力ですが、ヘルパーT細胞の指示がないと、つくることができません。ヘルパーT細胞は、B細胞がその病原体に有効な抗体がつくれるかどうかを判断して、有効ならば抗体をつくる指示を出します。この指示を受けたB細胞は、抗原《こうげん》レセプターを抗体に変化させ、病原体めがけて発射します。

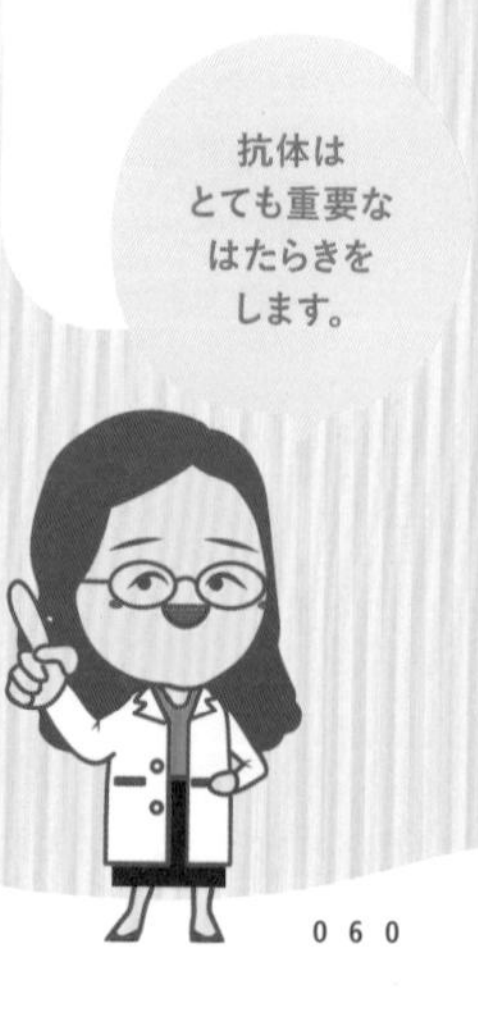

抗体は、つくりのちがいによって、IgM、IgG、IgA、IgD、IgEと大きく5つに分かれます。この5つの抗体は、それぞれちがった役割があります。ちなみに、IgE抗体を発見したのは、日本の石坂《いしざか》公成《きみしげ》博士と石坂《いしざか》照子《てるこ》博士の夫妻です。

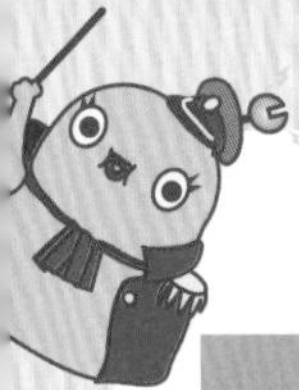

抗体の種類

IgM	B細胞が最初につくる抗体。この抗体が病原体にあわせてつくり変えられる	
IgG	血液中にもっとも多くふくまれる	オプソニンとしてはたらく
IgA	消化管や気道の粘膜をまもる	母乳にふくまれていて赤ちゃんをまもる
IgD	はたらきはよくわかっていない	
IgE	皮膚や粘膜にあるマスト細胞にくっつく	寄生虫の感染やアレルギー反応に関係する

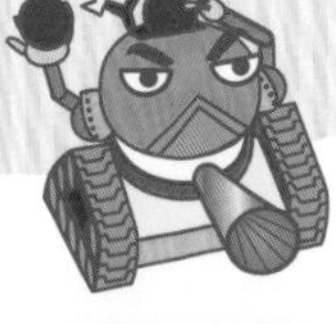

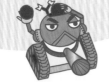

第2章

免疫細胞に必要な器官

ぼくたちは、免疫細胞に欠かせない器官だよ。病原体から人間のからだをまもるために活動している免疫細胞は、ぼくたちがいるから、その力を十分に発揮できるんだ。

免疫細胞が生まれたり、育ったりする場所を「一次リンパ組織」っていうよ。ここに登場する骨髄《こつずい》と胸腺《きょうせん》が一次リンパ組織なんだ。骨髄はほとんどの骨のなかにあって、すべての免疫細胞はここで生まれる。免疫細胞の「誕生の地」というわけだね。

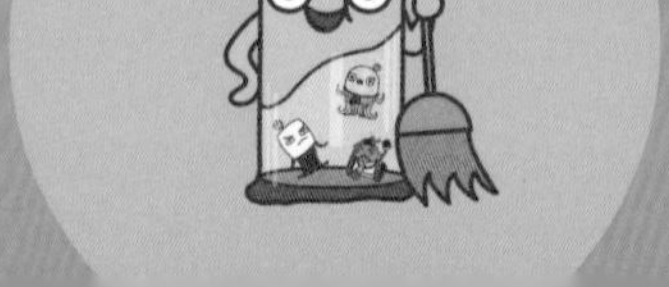

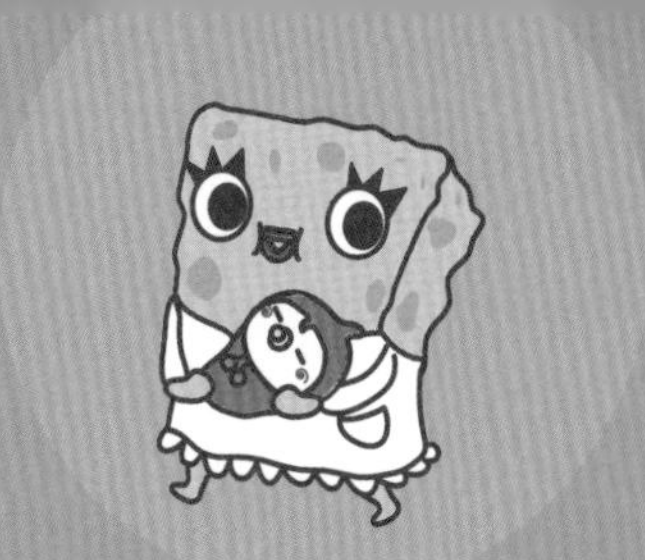

骨髄《こつずい》

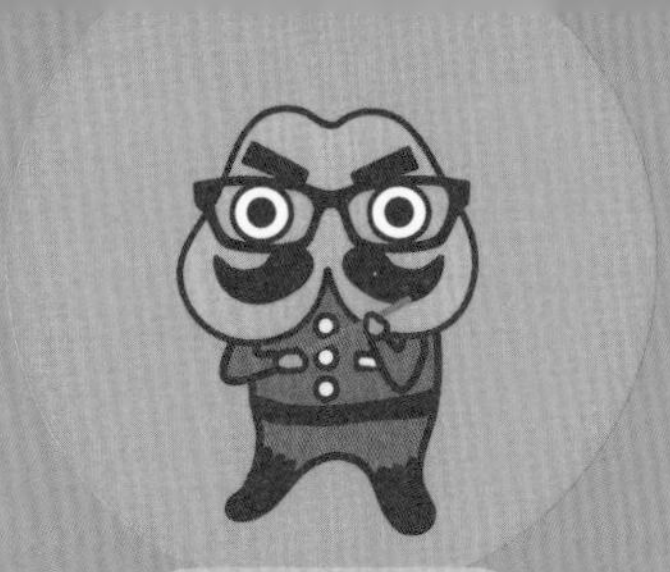

胸腺《きょうせん》

獲得免疫にかかわる免疫細胞のキラーT細胞とヘルパーT細胞は、骨髄のなかで生まれたあと一人前になるまえに、胸腺という器官に引っ越すんだ。胸腺は心臓の上にのるようにして存在する器官だよ。キラーT細胞とヘルパーT細胞は、胸腺のなかでのきびしい試験に合格して、はじめて一人前の免疫細胞として活躍できるんだ。

リンパ節とパイエル板《ばん》は「二次リンパ組織」と呼ばれ、免疫細胞が集まる場所なんだ。リンパ節は首やわきの下、ひざのうら、もものつけ根などにいて、そのなかでは免疫細胞が病原体と戦う準備をしているよ。それぞれのリンパ節は、免疫細胞の通り道であるリンパ管でつながっているんだ。パイエル板は、小腸の粘膜部分にある平たくなった場所にいて、病原体を取りこんで、免疫細胞にわたしているよ。

リンパ節

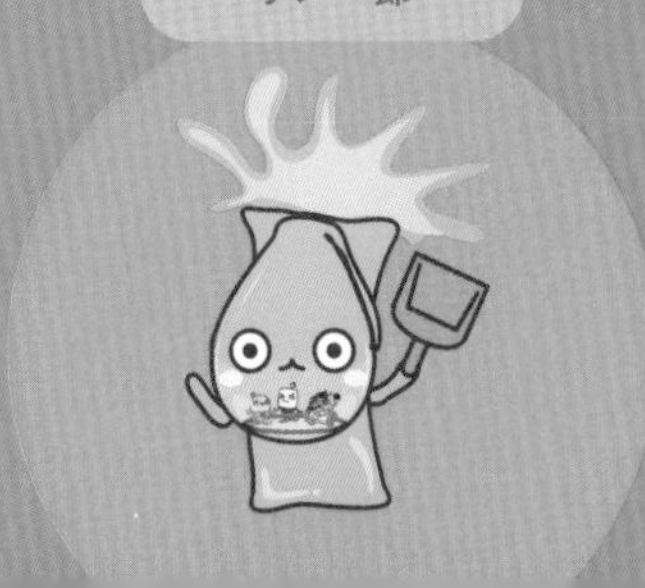

パイエル板《ばん》

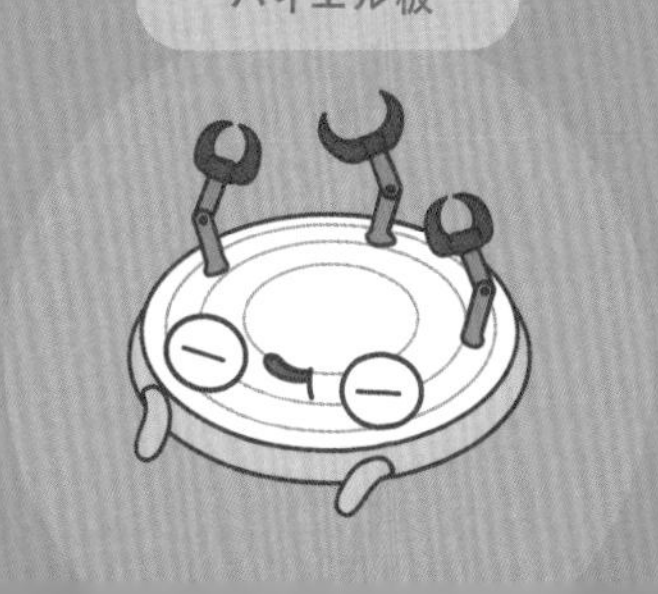

免疫細胞が生まれる場所！

骨髄《こつずい》かあさん

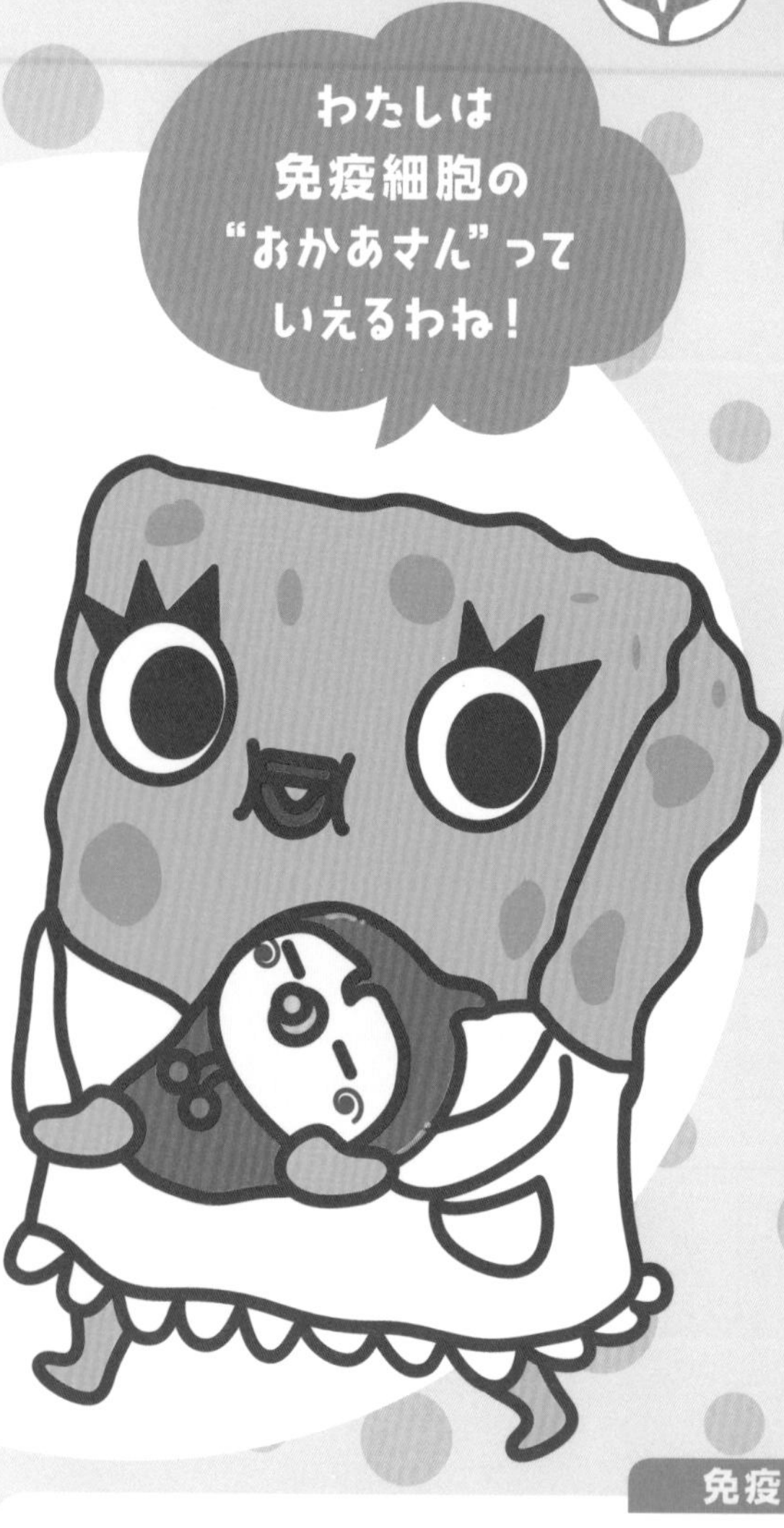
わたしは
免疫細胞の
“おかあさん”って
いえるわね！

免疫トリビア！

❶ お母さんのおなかにいる赤ちゃんには、骨髄が十分に形成される前に、肝臓や脾臓などで血液をつくる時期がある

❷ B細胞のうち、「負の選択」に合格して免疫細胞としてはたらけるのは、わずか数パーセント

わたしは、ほとんどの骨のなかにいるわ。
わたしのなかには、血液細胞のもとになる
造血幹《ぞうけつかん》細胞ちゃん(→54ページ)**がいるの。**

免疫細胞が生まれる場所であるわたしは、
一次リンパ組織の1つよ。

わたしのなかでは、B細胞どん(→42ページ)**が、**
「負の選択」というテストを受けているのよ。

どんな器官？

「骨髄《こつずい》」っていうわたしの名前から、みなさんはどんなイメージをもつかしら？　もしかすると、とっても硬いって思われているかもしれないわね。じつはわたし、スポンジのようにやわらかいの。どう？　びっくりしたでしょ！

わたしは**ほとんどの骨のなかにいるわ。骨の中心には、骨髄腔《こつずいくう》という空洞があって、そこがわたしの居場所なの。**

わたしには、**赤色《せきしょく》骨髄と黄色《おうしょく》骨髄の2つの種類がある**けど、ふつう、骨髄っていえば、赤色骨髄を指していることが多いのよ。**赤色骨髄には、すべての血液細**

豆知識　黄色骨髄では血液細胞をつくるはたらきはなくなっている。

胞のもとになる、造血幹《ぞうけつかん》細胞ちゃんがいるわ。つまり、わたしは血液細胞が生まれる場所ってことね！

ちなみに**黄色骨髄は、赤色骨髄が年をとって、脂肪が増えたことで黄色くなったものなのよ。**

どんな役割？

免疫細胞が集まる場所をリンパ組織というのよ。**わたしもリンパ組織の1つで、「一次リンパ組織」って呼ばれている、免疫細胞が生まれ育つ場所なの。**わたしのなかにいる造血幹細胞ちゃんは、成長して前駆《ぜんく》細胞ちゃん（↓56ページ）になり、そして、さまざまな種類の免疫細胞に分化していくわ。

わたしは、**免疫細胞が将来の進路を決める場所でもあるの。B細胞どんは一人前になるために、わたしのなかで「負の選択」というテストを受けるわ。**じつは、生まれてきたB細胞どんのなかには、からだの細胞を攻撃する危険なものもいるから、そういうB細胞どんは、わたしのなかで取り除かれるの。

つまり、「自己寛容《じこかんよう》（↓13ページ）」のあるB細胞どんだけが合格するのよ。このテスト、なかなかむずかしいようで、合格できるB細胞どんは少ないみたいね。

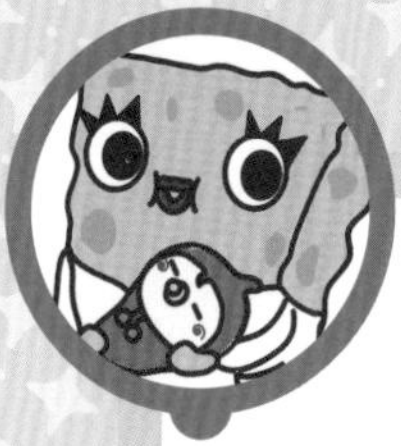

知りたい！免疫

アナジー

免疫細胞が活動できない状態を「アナジー」というわ。人のからだの細胞を攻撃する危険な細胞は、B細胞どんだけではなく、T細胞の仲間にもいるの。T細胞の場合は胸腺《きょうせん》せんせいで取り除かれるけれど、もれたものには、樹状《じゅじょう》細胞くん（→26ページ）が対応するわ。樹状細胞くんのなかには、人のからだの細胞のかけらを食べるものがいて、こうした樹状細胞くんは、人のからだの細胞を攻撃するT細胞をしびれさせ、アナジーの状態にするのよ。

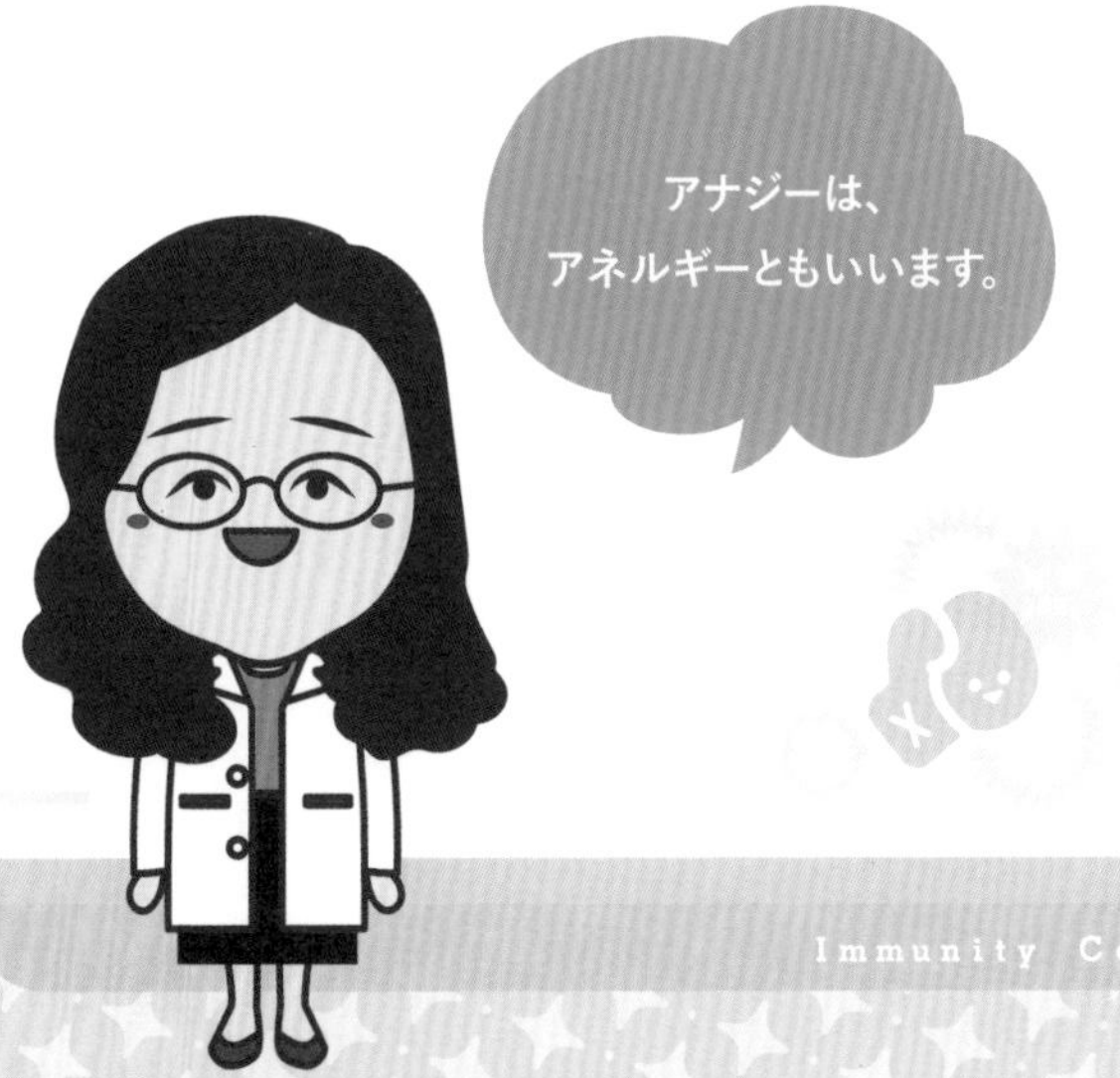
アナジーは、
アネルギーともいいます。

T細胞の学校！

胸《きょう》腺《せん》せんせい

わしのなかで
行われる
2つの試験は
むずかしいぞ！

免疫トリビア！

❶ 胸腺は魚のエラにあたる部分が、進化の過程で変化したもの

❷ 胸腺は10代半ばごろがもっとも大きく、その後、年齢とともに小さくなり、はたらきも弱くなる。80歳代の胸腺の大きさは、10〜20歳代の半分くらい

**わしはアルファベットの
Hのような形をしていて、
心臓の上にのるようにして存在しているんじゃ。**

**わしのなかには、未熟なT細胞が
骨髄《こつずい》かあさんから移動してくるんじゃ。**

**T細胞は、わしのなかで、
「正の選択」「負の選択」という、
2つのきびしい試験を受けるんじゃ。**

どんな器官?

わしはあまり有名じゃないから、知らない人が多いかもしれんのう。まあ、わしが免疫とどんな関係にあるのか、それがわかったのはわりと最近じゃから、しかたがないことじゃな。

わしは、**キラーT細胞どの**（→46ページ）**やヘルパーT細胞さま**（→50ページ）**など、T細胞の仲間たちが育つ場所なんじゃ。**おぼえてくれるとうれしいぞ。

わしは、**胸の真ん中、心臓の上にのるようにして存在している。**大きさは、にぎりこぶしほどで、アルファベットのHのような形をしているんじゃ。

人間の年齢によって、わしの大きさやはたらき方はちがってくるぞ。**1番活発なのは10代のころで、年をとるにしたがって小さくなり、はたらきも弱くなってしまうんじゃ。**

どんな役割？

わしも骨髄《こつずい》かあさんと同じく、**一次リンパ組織の1つ**じゃよ。ほとんどの免疫細胞は、骨髄かあさんのなかで生まれ育つ。でも、**T細胞の仲間だけは未熟なときに、骨髄かあさんからわしのなかに移動してくるんじゃ。**

移動してきた未熟なT細胞は、わしのなかで成長し、立派なT細胞となるんじゃ。つまり、わしはT細胞専用の学校というわけじゃやな。わしのなかで、未熟なT細胞がなにをするかというと、**きびしい2つの試験を受けるんじゃ。1つは「正の選択」という試験で、病原体などをちゃんと見分けられるか試されるぞ。**この試験をパスしたT細胞は、**さらに「負の選択」という、B細胞どんが骨髄かあさんのなかで受けたような試験を受ける。**人のからだを攻撃する危険があるT細胞は不合格となり、取り除かれるんじゃ。

こんなふうに、わしも大事なはたらきをしているんじゃやよ。

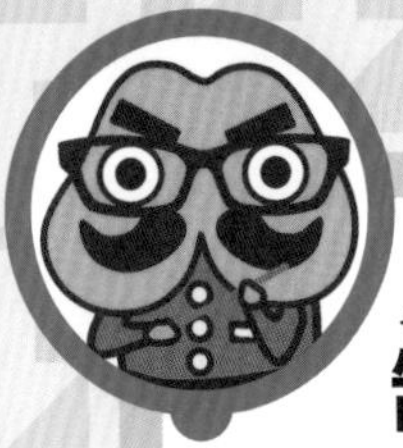

わしの仲間

制御性《せいぎょせい》T細胞にいさん

T細胞は２段階の試験をパスしなければならない。でも、人のからだを攻撃する危険な細胞が、試験をすりぬけてしまうことがあるんじゃ。そんなときに活躍するのが、制御性T細胞にいさんだぞ。樹状《じゅじょう》細胞くんも危険なT細胞をアナジーにして、活動できないようにするが、制御性T細胞にいさんは、樹状細胞くんが危険なT細胞に情報を伝えることをじゃまするんじゃ。樹状細胞くんからの情報伝達がないから、危険な細胞は活動できなくなるというわけじゃ。

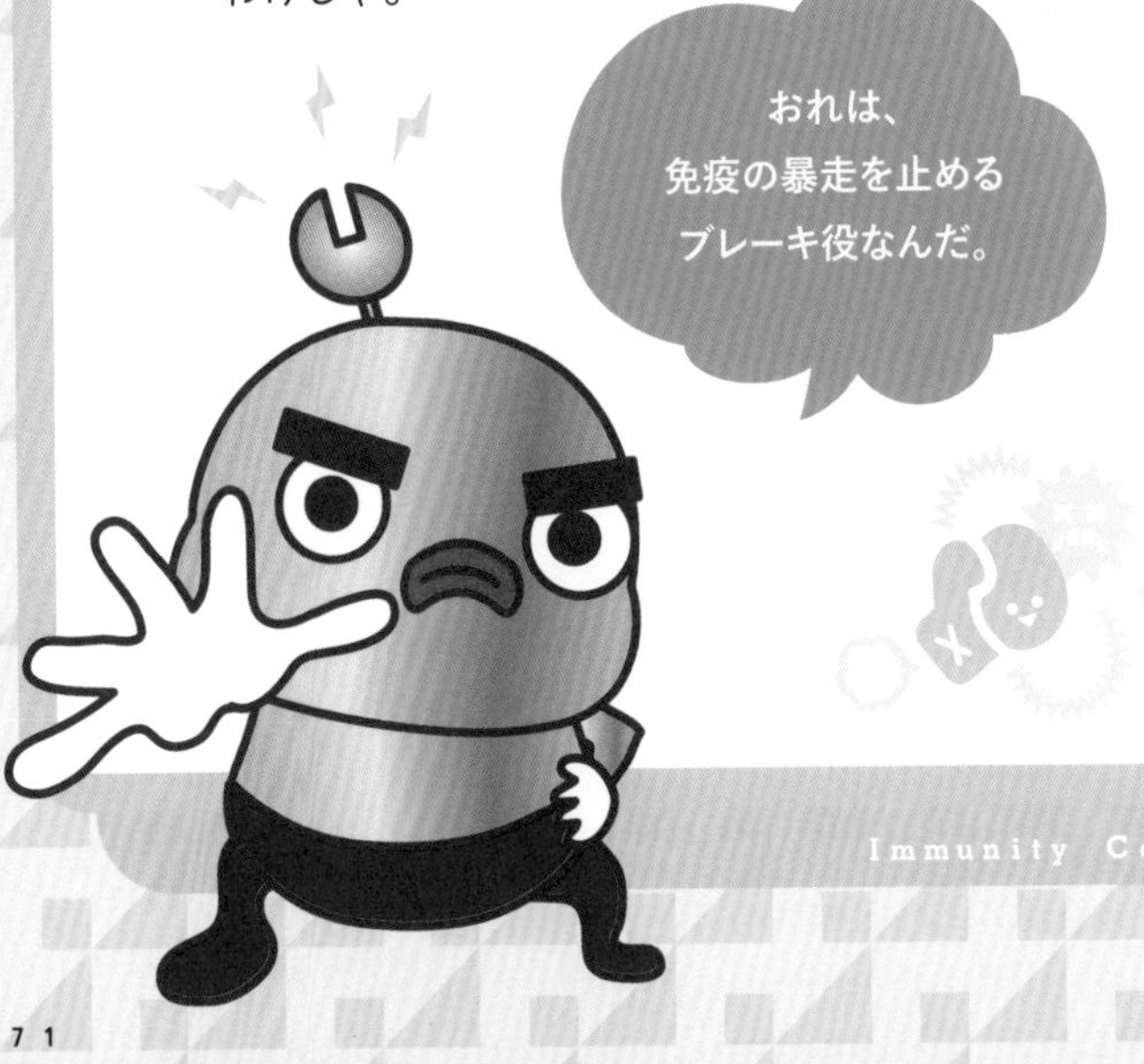
おれは、
免疫の暴走を止める
ブレーキ役なんだ。

リンパ球メンバーの通り道！

リンパ管ちゃん

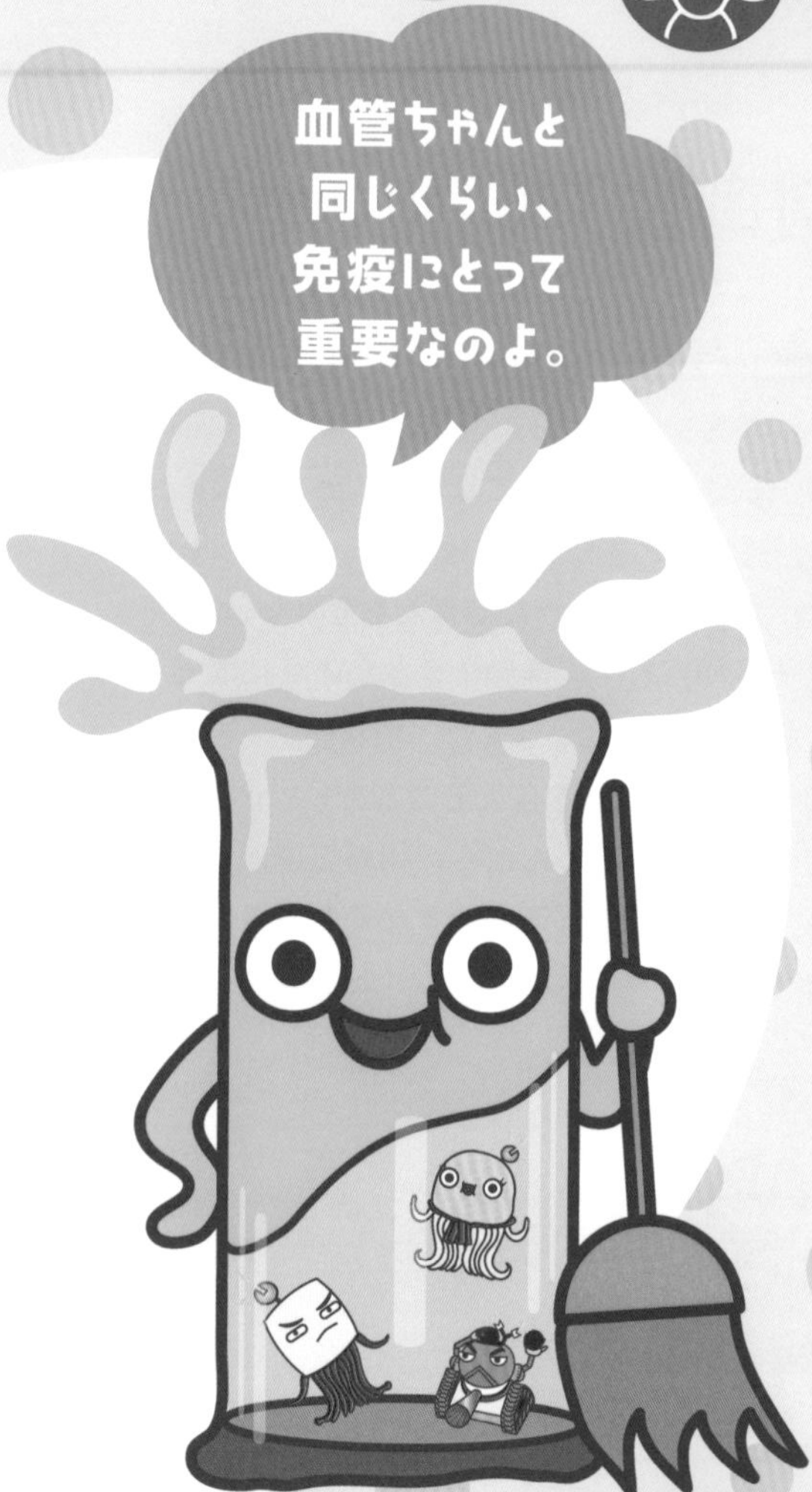
血管ちゃんと
同じくらい、
免疫にとって
重要なのよ。

免疫トリビア！

❶ リンパ液には赤血球がふくまれず、血液のように赤くはない
ちなみに顆粒球、リンパ球などの白血球には色がなく透明

❷ リンパ管が1日に運ぶリンパ液は、約2〜3リットル。心臓が送り出す血液（家庭用風呂で1日約40杯）にくらべるとゆっくりしている

わたしは、血管ちゃんと同じように、
からだ中に網の目のように広がっているわ。

わたしのなかを流れるリンパ液には、
B細胞どんやT細胞の仲間のような
リンパ球のメンバーがいるわよ。

血管ちゃんとわたしの両方をめぐれるのは、
血液の細胞のなかでもリンパ球だけよ。

どんな器官？

わたしはリンパ管。血管ちゃんと同じように、**からだのなかに網の目のようにはりめぐらされた管なのよ。**血管ちゃんのなかに血液が流れているように、**わたしのなかには、リンパ液という透明な液が流れているわ。**

このリンパ液は、ケガをしたときに傷口からしみ出る透明な液体と同じもの。血管ちゃんの末端にある毛細血管から、からだのなかにしみ出されていて、その後、わたしのなかに吸収されてからだをめぐり、血管ちゃんへ戻っていくわ。

わたしの役割は、リンパ液でからだの

なかの老廃物を集め、わたしの途中にあるリンパ節ちゃん（→76ページ）でろ過することよ。そうやってリンパ液をきれいにしてから血管ちゃんに戻しているの。

そうそう、わたしにはたくさんの弁がついているの。だから、リンパ液は一方向に流れているわ。

どんな役割？

わたしのなかを流れるリンパ液は、液体成分と細胞成分という2種類の成分に分かれるわ。そのうち細胞成分のほとんどはリンパ球なの。つまり、**わたしはリンパ球にとって、専用の通路のようなものなのよ。**

B細胞どんや、T細胞の仲間などのリンパ球メンバーは、わたしのなかを通って、からだ中をめぐっているの。そして、からだのなかに侵入しようとする病原体がいないか、いつも見はっているわ。リンパ球がからだ中をパトロールできるのは、わたしのおかげね！

ちなみに**リンパ球は、わたしの途中にあるリンパ節ちゃんで、わたしと血管ちゃんの間を移動できる**んだけど、わたしと血管ちゃんの両方をめぐれるのは、血液の細胞のなかでもリンパ球だけなのよ。おぼえておいてね。

豆知識　樹状《じゅじょう》細胞がリンパ節にむかうときも、リンパ管を通る。

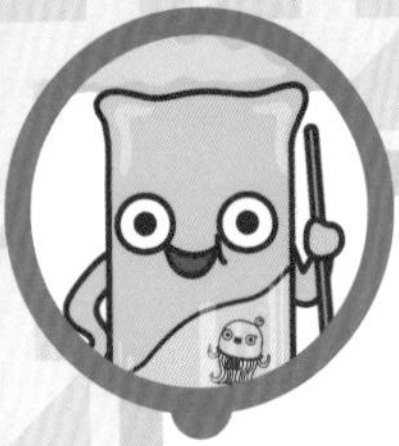

わたしの仲間

血管ちゃん

免疫細胞がからだのなかをパトロールする通路は２つあるの。１つはリンパ管、つまりわたしよ。そして、もう１つの通路が血管ちゃんなの。血管ちゃんのなかを流れる血液には、リンパ球のメンバーだけじゃなくて、マクロファージくん（→18ページ）や、好中球《こうちゅうきゅう》ちゃん（→22ページ）などの顆粒球《かりゅうきゅう》のメンバーも入っているのよ。

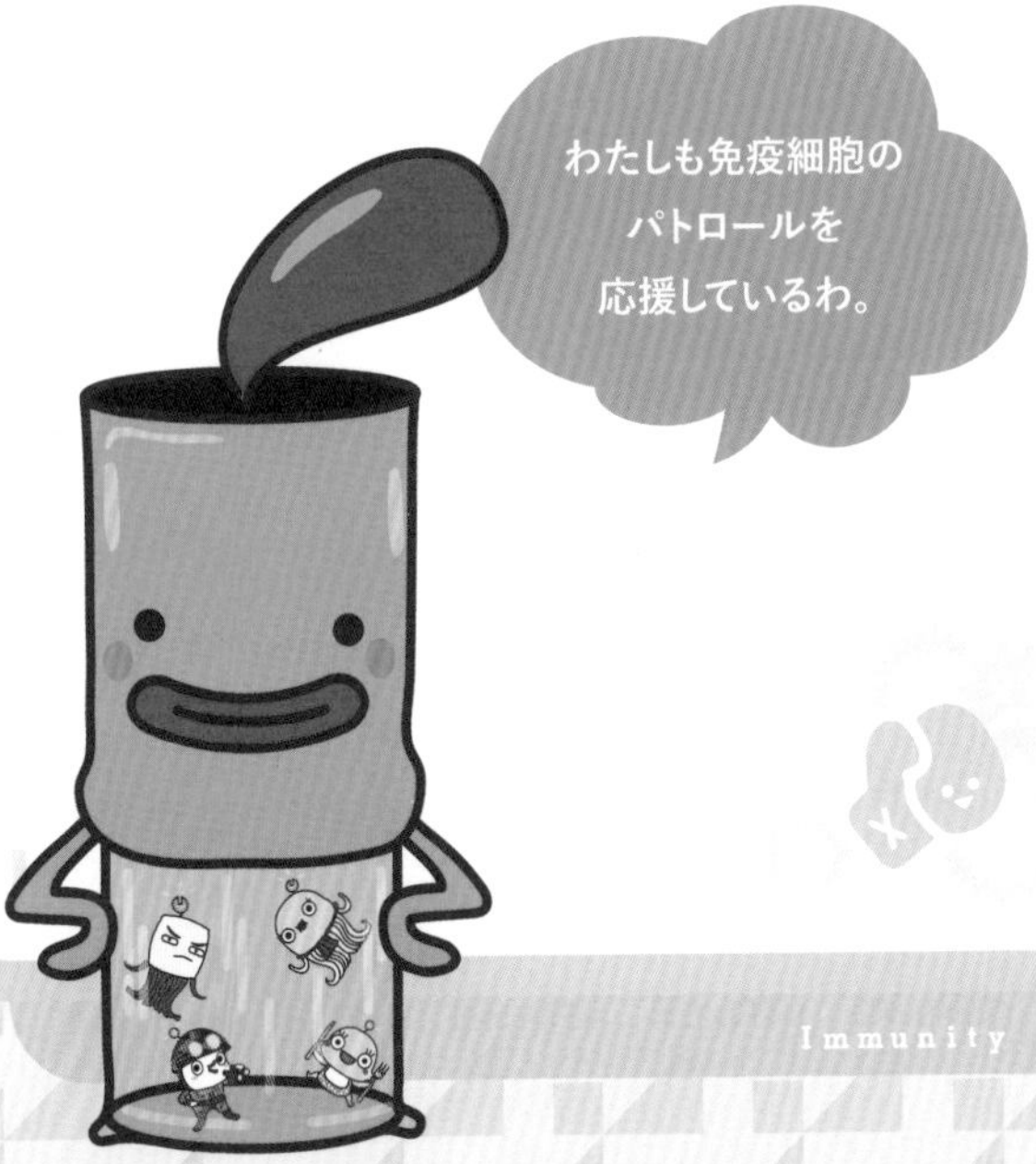
わたしも免疫細胞の
パトロールを
応援しているわ。

病原体と戦う準備をする基地！

リンパ節ちゃん

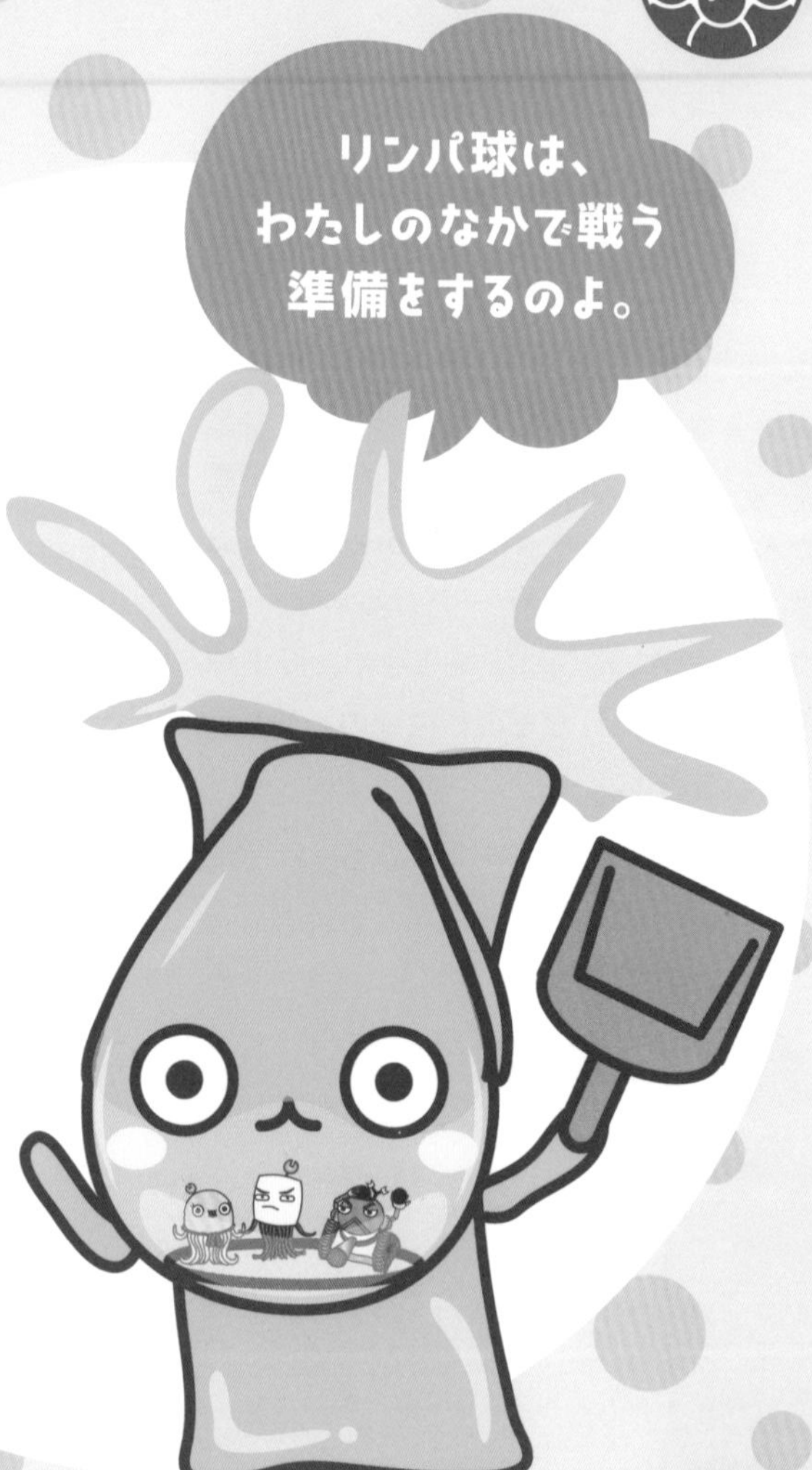
リンパ球は、
わたしのなかで戦う
準備をするのよ。

免疫トリビア！

❶ リンパ節はそら豆のような形をしていて、大きさは、1ミリ〜3センチ程度と大小さまざま

❷ かぜをひいたときなどに、首やわきの下などがはれるのは、そこにあるリンパ節で免疫細胞の活動が活発になっているから

わたしは、首やわきの下、ひざのうら、
もものつけ根などにいて、
リンパ管ちゃんでつながっているわ。

わたしのなかには、たくさんの
免疫細胞が集まっていて、
樹状《じゅじょう》細胞くんからの病原体の情報を受け取るの。

わたしのなかで情報を受け取った免疫細胞は
パワーアップして、病原体と戦えるようになるわ。

どんな器官?

全身にはりめぐらされているリンパ管ちゃんの途中で、**リンパ管ちゃんどうしが合流しているところに、わたしはいるわ。**わきの下、ひざのうら、もものつけ根など、からだのさまざまなところにいて、その数はなんと800ほどになるのよ。けっこうな数でしょ?

こんなにたくさんの数がいるわたしのなかには、多くの「リンパ小節《しょうせつ》」というふくろがあるの。そしてその**リンパ小節のなかには、たくさんのリンパ球がいるのよ。また、リンパ小節の内側にある「髄質《ずいしつ》」という場所には、リンパ球のほかにマクロ**

豆知識　リンパ節は、頭や手足が胴体とつながる場所に多い。

ファージくんもいるわ。

うふふ、ちょっとややこしいかしら？かんたんにいうと、わたしのなかにはたくさんの免疫細胞が集まっているっていうことよ。

どんな役割？

わたしの役割の1つは、リンパ液をろ過してからだの老廃物を掃除すること。でも、それだけじゃないわ。

わたしには免疫に関して、とっても重要なはたらきがあるの。じつはわたし、**獲得免疫にかかわる免疫細胞が、病原体と戦う準備をする基地のような役割もしているのよ。**すごいでしょ！

樹状《じゅじょう》細胞くんが、からだに入った病原体の情報をわたしのところへもってくると、その情報を伝えられた**ナイーブT細胞ちゃんたちは、わたしのなかでヘルパーT細胞さまや、キラーT細胞どのになって、クローン増殖（→41ページ）するのよ。また B細胞どんは、ヘルパーT細胞さまからの指示を受けて、その病原体をやっつける抗体《こうたい》をつくるようになるわ。**病原体との戦いにむけて、ばっちりと準備をすすめているのね。

免疫細胞のこれらのはたらきは、ぜーんぶわたしのなかでおこっているのよ。

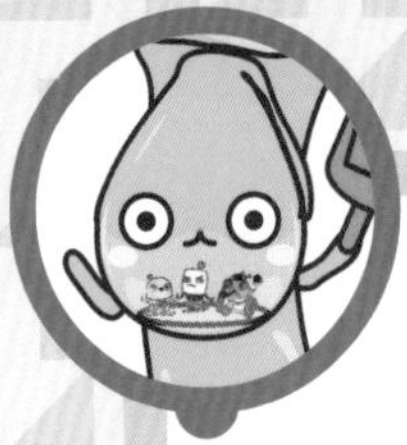

わたしの仲間

脾臓《ひぞう》さん

脾臓さんは、左側の肋骨《ろっこつ》の下あたりにある臓器よ。大きさは、にぎりこぶしくらいなの。脾臓さんには、血管ちゃんをめぐる免疫細胞が集まっているわ。脾臓さんの役割の１つは、わたし、リンパ節のように、集まった免疫細胞が病原体と戦う準備をする基地になることなのよ。

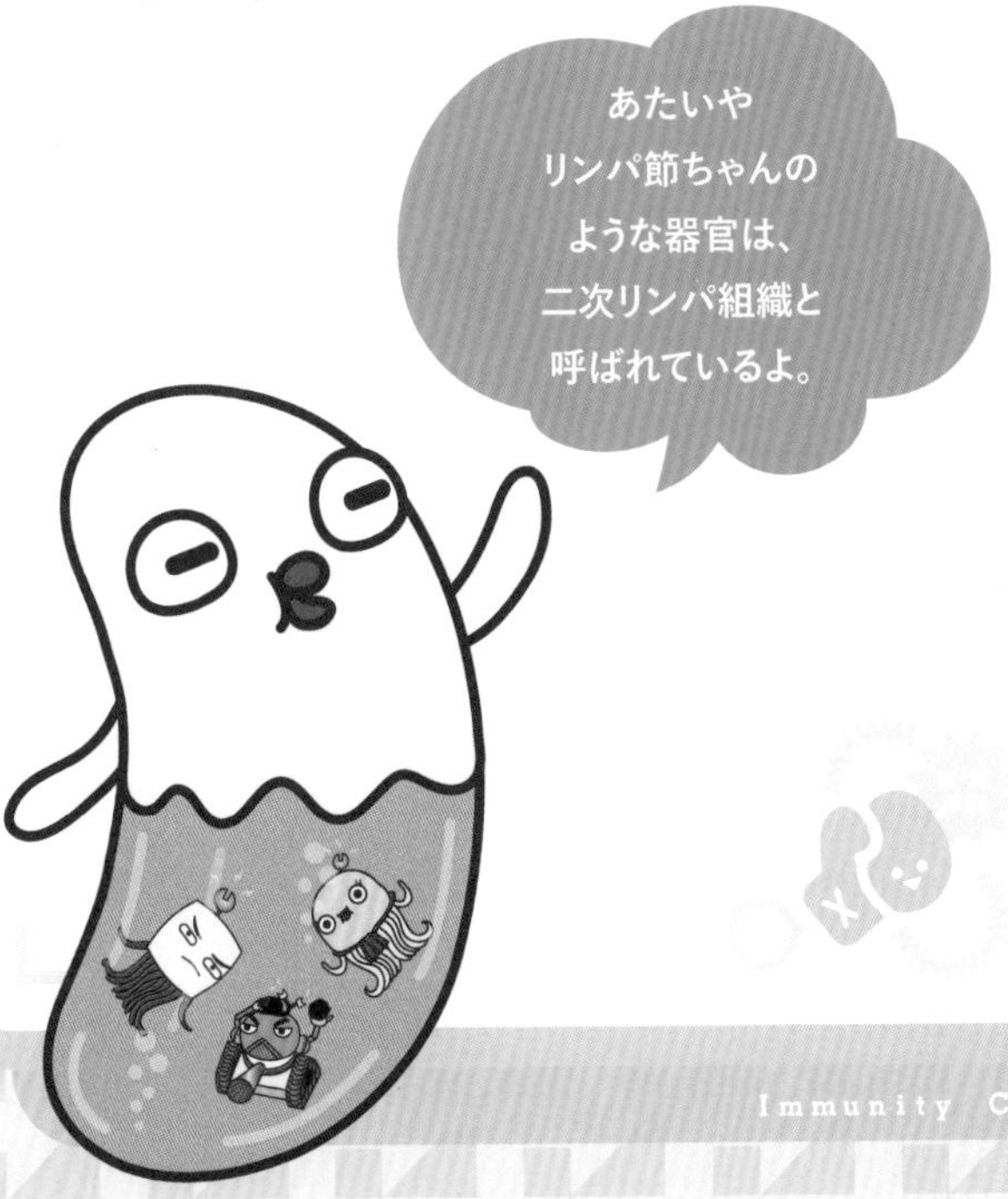
あたいや
リンパ節ちゃんの
ような器官は、
二次リンパ組織と
呼ばれているよ。

口から入ってきた病原体をキャッチ!

パイエル板《ばん》さん

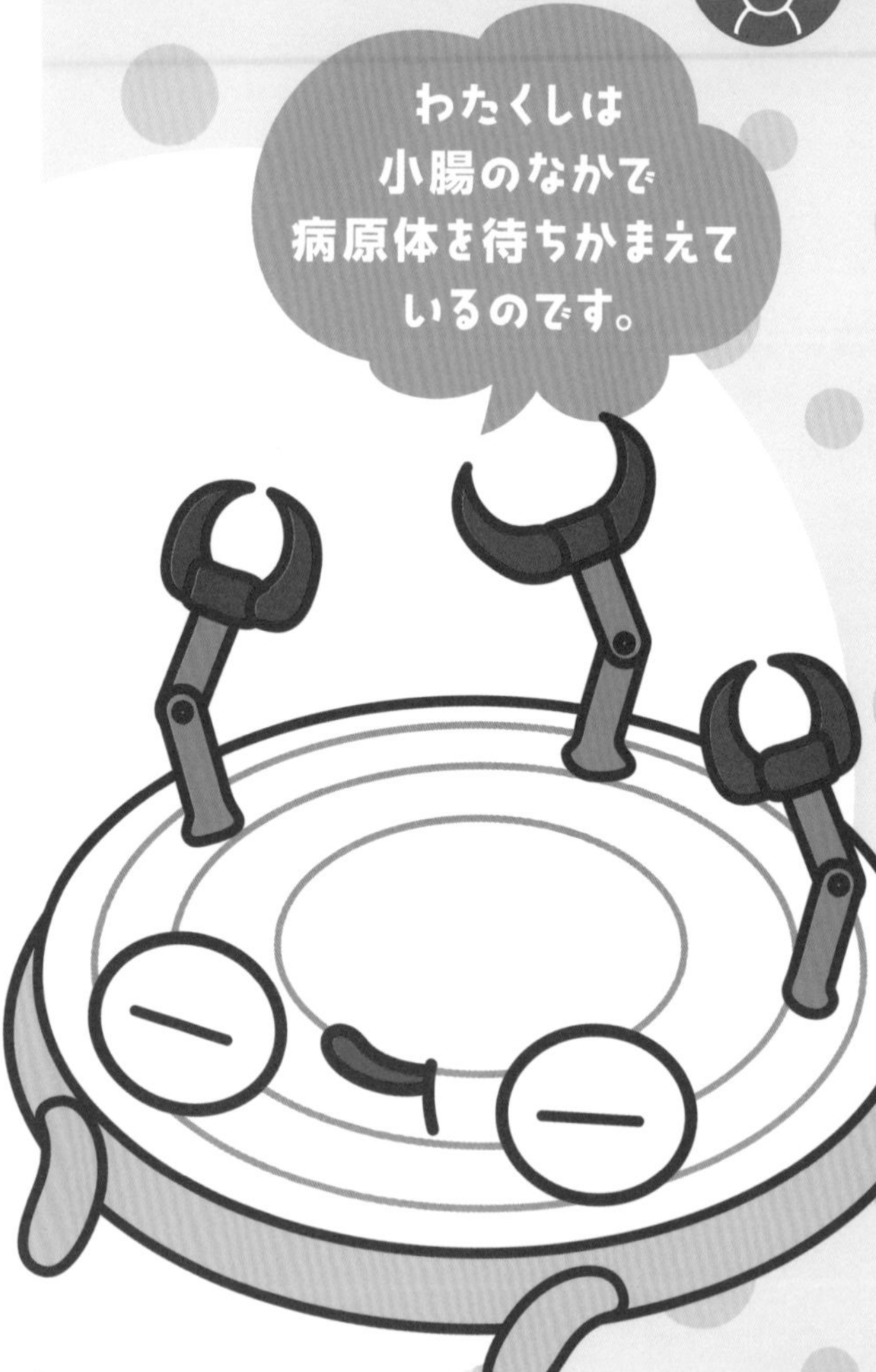
わたくしは
小腸のなかで
病原体を待ちかまえて
いるのです。

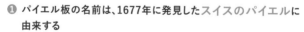

免疫トリビア!

1. パイエル板の名前は、1677年に発見したスイスのパイエルに由来する
2. パイエル板は1人の小腸に数十個存在する
3. 電子顕微鏡でパイエル板を見るとドーム球場の屋根のように見える

わたくしは小腸のなかの
絨毛《じゅうもう》が少ない平たくなった場所にいます。

口から入ってきた病原体を
つかまえるのが得意なのです。

わたくしのなかに病原体を取りこんで、
いろいろな免疫細胞に、やっつけてもらうのです。

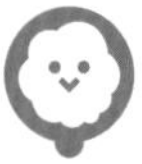

どんな器官？

わたくしは小腸の粘膜さん（→93ページ）に存在していますが、みなさんは小腸のなかの様子を知っていますか？　小腸の内側はひだ状になっていて、絨毛《じゅうもう》という出っぱりがたくさんあります。でも、よく見ると、**絨毛があまりなく、平たくなっている場所があって、わたくしはそこにいるのです。**

わたくしは、**リンパ節ちゃんや脾臓《ひぞう》さんと同じく、免疫細胞の基地となる二次リンパ組織の1つなのですよ。**

ところで、なぜ小腸にわたくしがいるのか分かりますか？　小腸では、口から入ってきた病原体の増殖をふせいだり、たくさんいる腸内細菌（↓106ページ）の数やバランスをコントロールしたりしなければなりません。そのため、小腸には強い免疫のはたらきが必要で、わたくしのような免疫器官がいるのです。

どんな役割？

消化器官である小腸にわたくしは必要不可欠。わたくしには**小腸のなかで、口から入ってきた病原体をつかまえるという大事な役割があるのですよ。**

わたくしの表面には、M細胞という、表面が粘液でおおわれた特殊な細胞がいます。M細胞には、粘液にくっついた病原体をわたくしのなかに取りこむはたらきがあるのです。

取りこんだ病原体をわたくしが分解することはありません。そのまま、わたくしのなかに集まっている免疫細胞に引きわたすのです。病原体の情報は、免疫細胞によって処理され、B細胞どんが病原体をやっつける抗体《こうたい》をつくり出すというわけなのです。

このとき、B細胞どんがつくったIgA抗体が大活躍します。IgA抗体は病原体と結びついて、病原体の力をなくしてしまうのです。

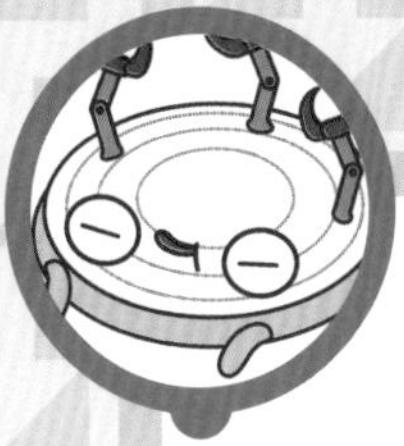

わたくしの仲間

回腸《かいちょう》ちゃん

小腸の長さは、だいたい４～７メートルくらいあって、十二指腸、空腸《くうちょう》、回腸に分けられます。回腸ちゃんは、小腸全体の長さから、25センチくらいの十二指腸を除いた部分の約５分の３をしめています。ほかの部分とくらべて絨毛が少なくて、わたくし、パイエル板は、ほとんどここにいるのですよ。

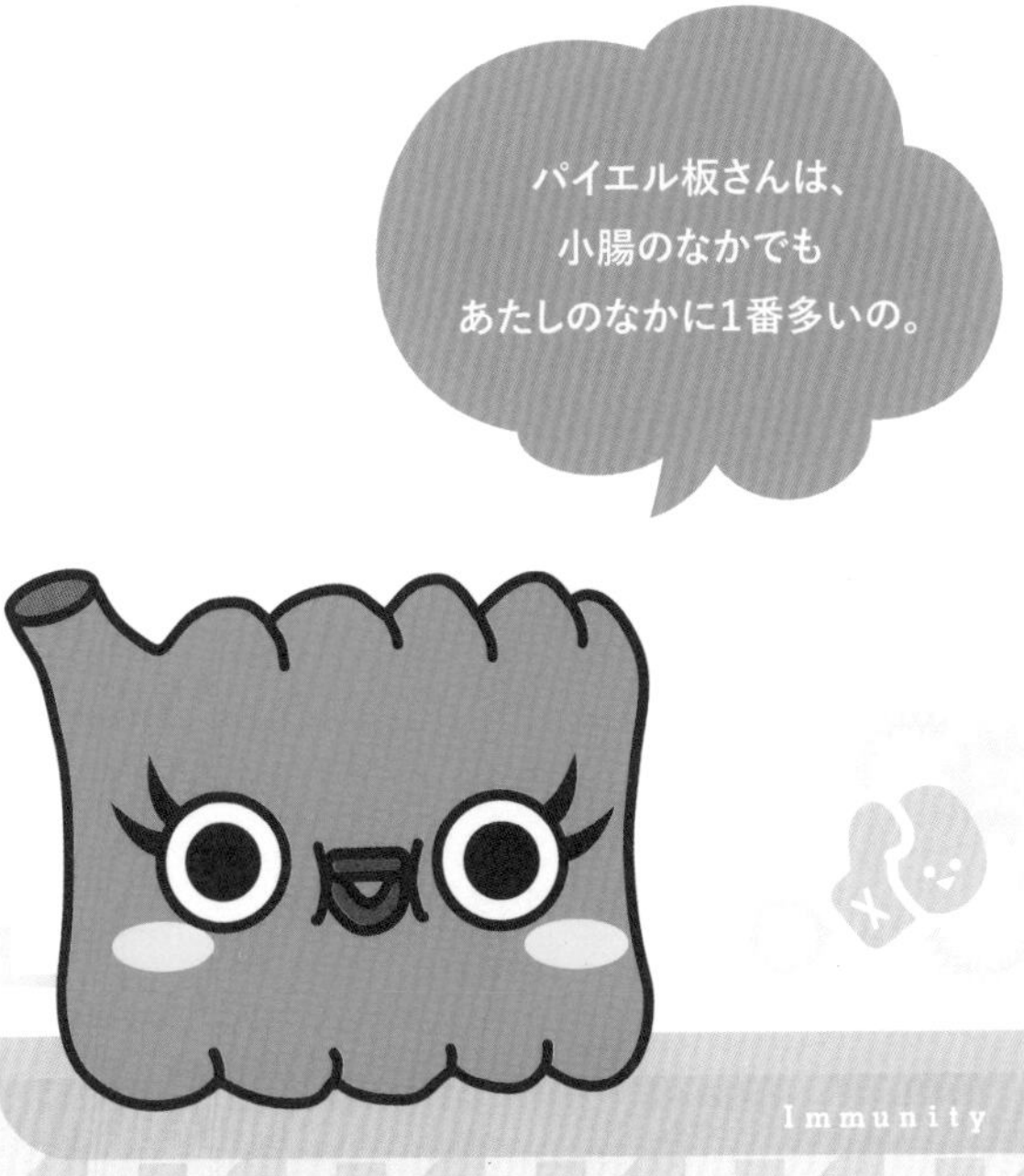
パイエル板さんは、
小腸のなかでも
あたしのなかに1番多いの。

まとめて知りたい！ 3

免疫器官MAP 「ここに、これがいる！」

全身にある！ 免疫細胞の通り道

ここでは、第2章で登場した免疫細胞に必要な器官たちが、からだのどこにいるのかを紹介します。

まずは、免疫細胞の通り道になる「血管」と「リンパ管」です。リンパ管の合流点にいる「リンパ節」と、そのつくりもあわせて紹介します。

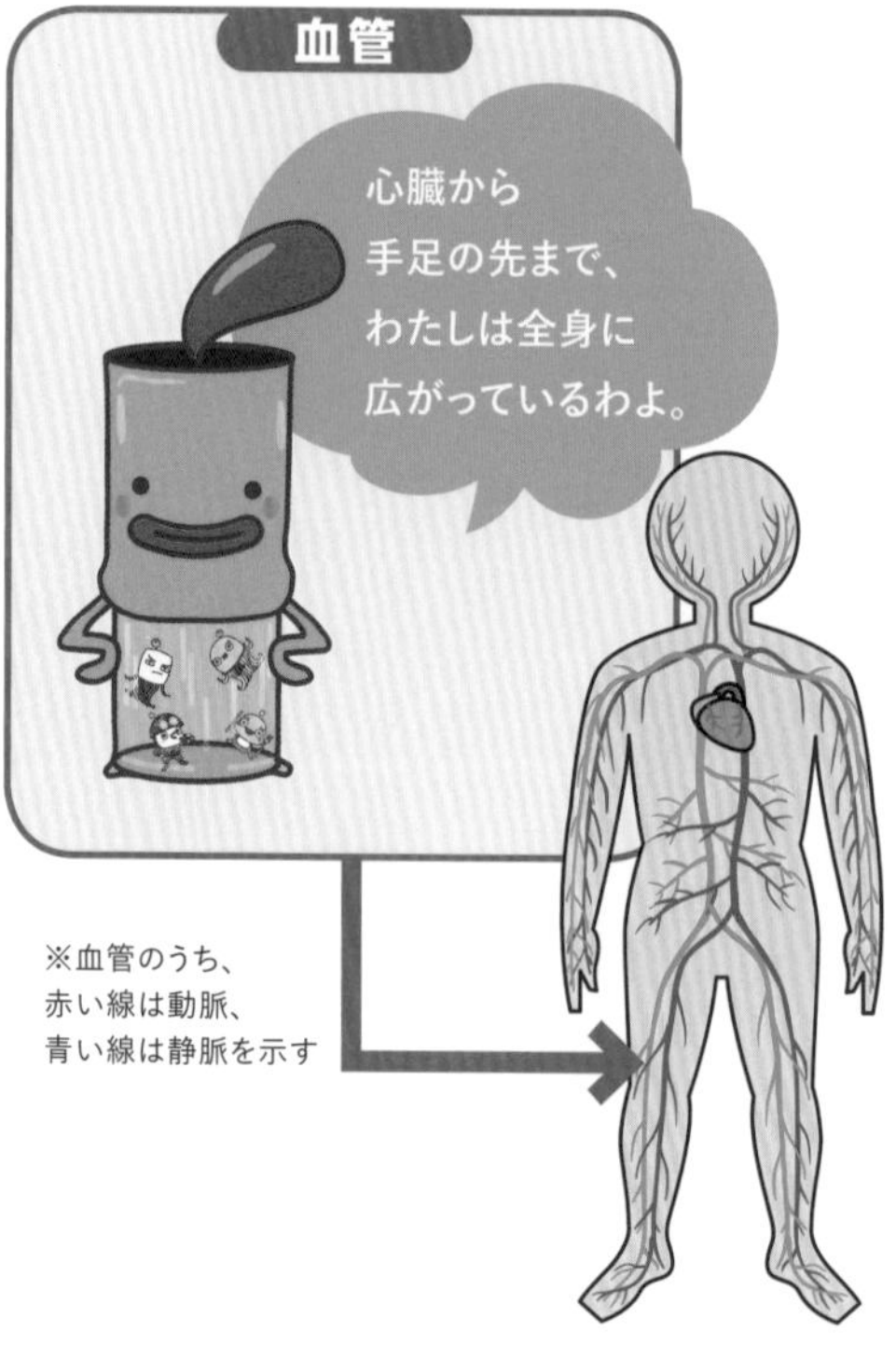
血管
心臓から
手足の先まで、
わたしは全身に
広がっているわよ。
※血管のうち、
赤い線は動脈、
青い線は静脈を示す

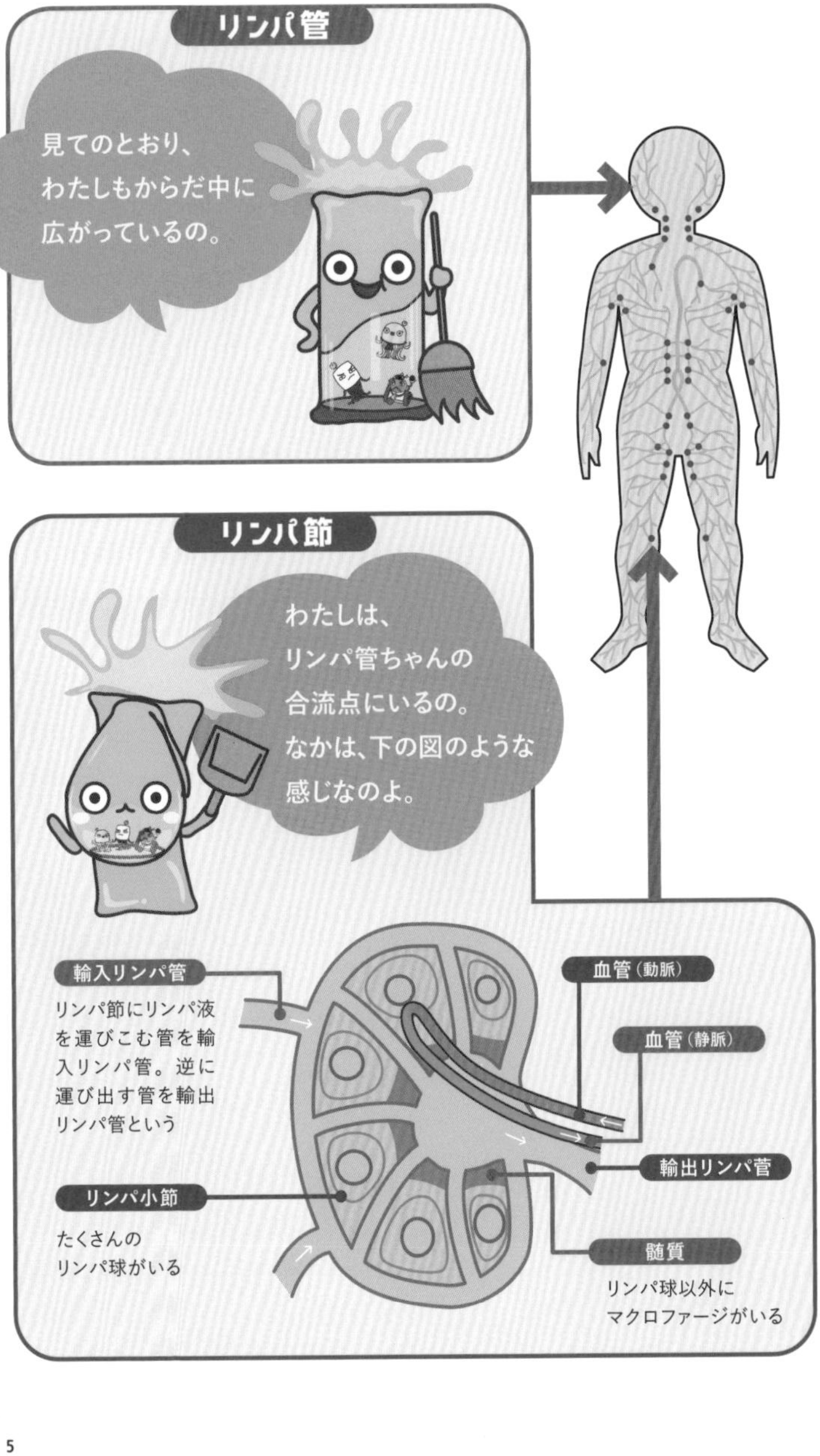
リンパ管
見てのとおり、
わたしもからだ中に
広がっているの。
リンパ節
わたしは、
リンパ管ちゃんの
合流点にいるの。
なかは、下の図のような
感じなのよ。
輸入リンパ管
リンパ節にリンパ液を運びこむ管を輸入リンパ管。逆に運び出す管を輸出リンパ管という
リンパ小節
たくさんの
リンパ球がいる
血管（動脈）
血管（静脈）
輸出リンパ管
髄質
リンパ球以外に
マクロファージがいる

いろんなところに！

免疫細胞の集合場所

免疫細胞が集まる場所をリンパ組織といいます。リンパ組織には、「骨《こつ》髄《ずい》」や「胸腺《きょうせん》」のような免疫細胞が生まれたり育ったりする一次リンパ組織と、「パイエル板《ばん》」や「脾臓《ひぞう》」のように、免疫細胞が病原体と戦う準備をする基地となる二次リンパ組織があります（前ページで紹介した「リンパ節」も二次リンパ組織です）。

それぞれ、どこにあるか、ここで確認しましょう。

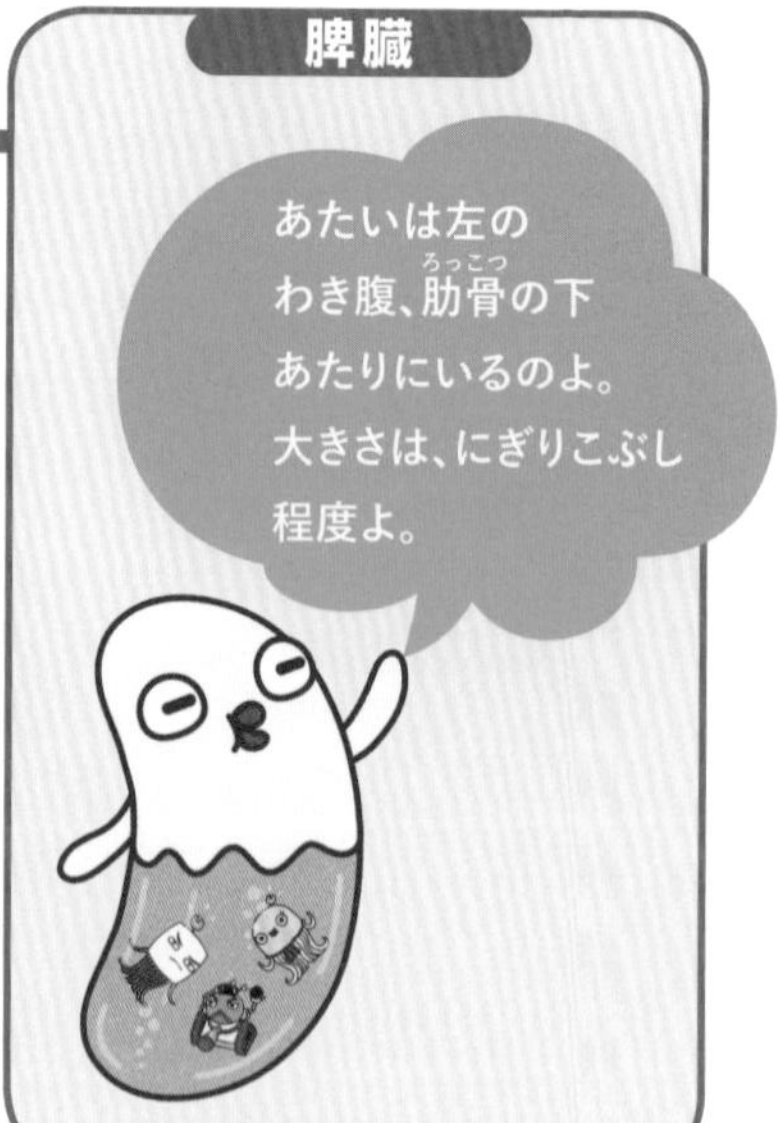
脾臓
あたいは左のわき腹、肋骨《ろっこつ》の下あたりにいるのよ。大きさは、にぎりこぶし程度よ。

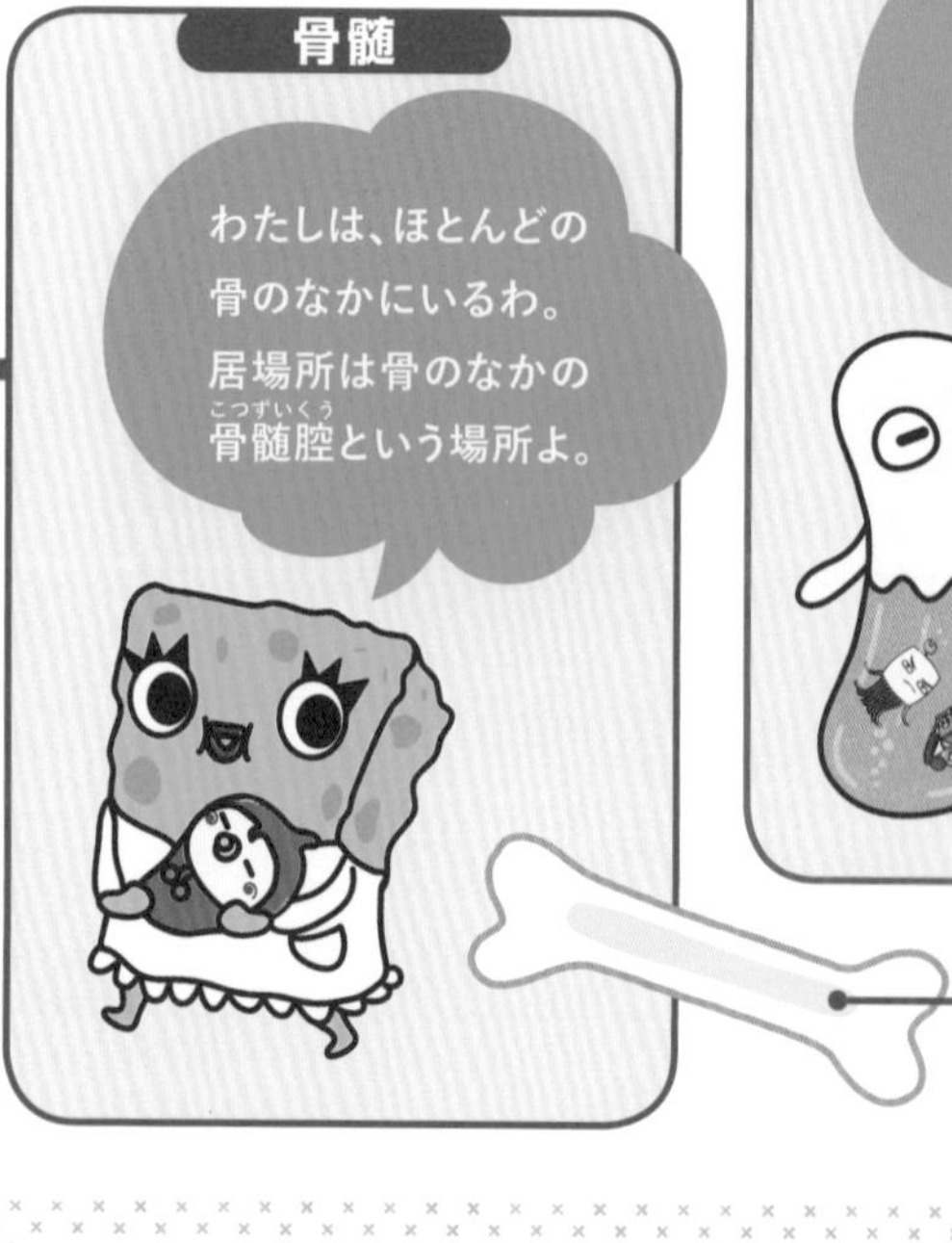
骨髄
わたしは、ほとんどの骨のなかにいるわ。居場所は骨のなかの骨髄腔《こつずいくう》という場所よ。
骨髄腔

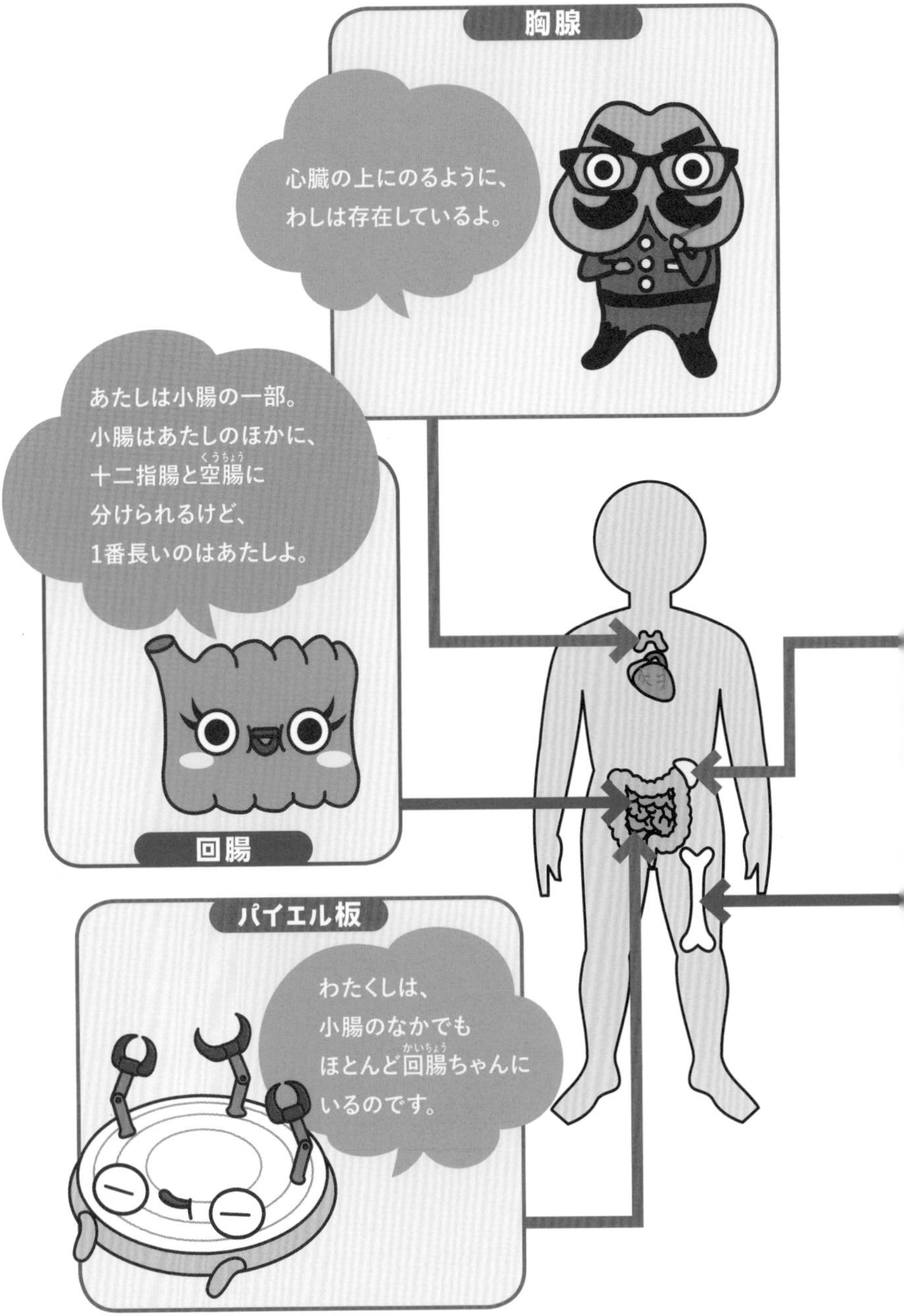
胸腺
心臓の上にのるように、
わしは存在しているよ。
あたしは小腸の一部。
小腸はあたしのほかに、
十二指腸と空腸《くうちょう》に
分けられるけど、
1番長いのはあたしよ。
回腸
パイエル板
わたくしは、
小腸のなかでも
ほとんど回腸《かいちょう》ちゃんに
いるのです。

第3章

免疫細胞をサポートする物質

人間のからだのなかには、免疫細胞の活動を助けるいろいろな物質がいるよ。ここに集まったぼくたちがそうなんだ。

リゾチームは、汗や唾液、鼻水などにふくまれていて、からだのなかに入りこもうとする病原体の細胞にある細胞壁という膜をこわす力があるんだ。

インターロイキンはサイトカインの1つで、異なる種類の白血球をつなぐ連絡役になる。30種類以上あり、それぞれ連絡する内容がちがうんだ。たとえ

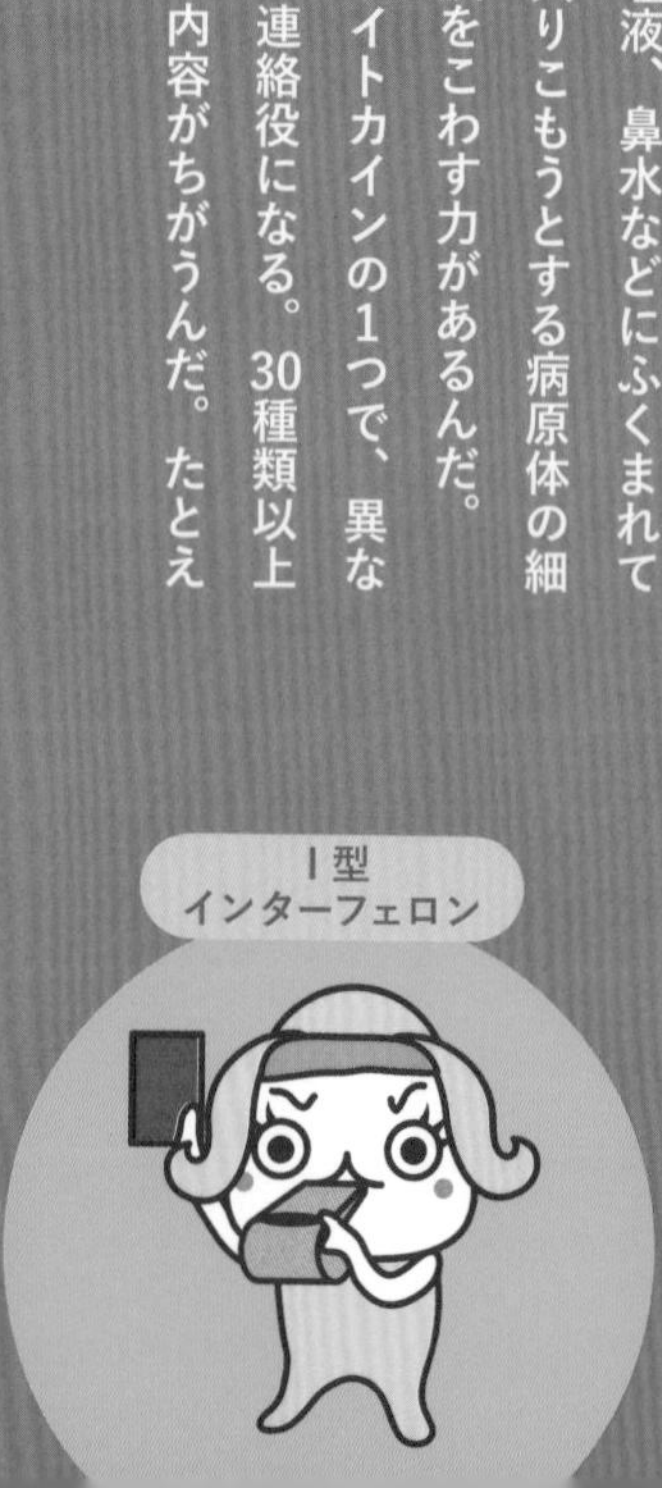

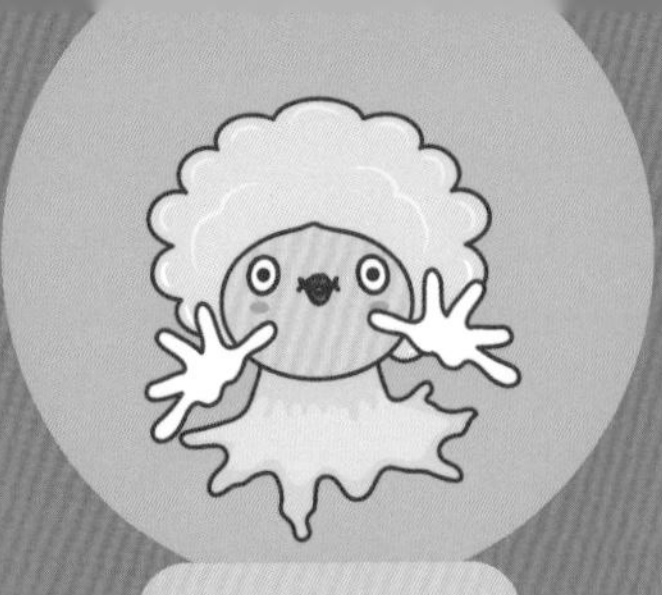

リゾチーム

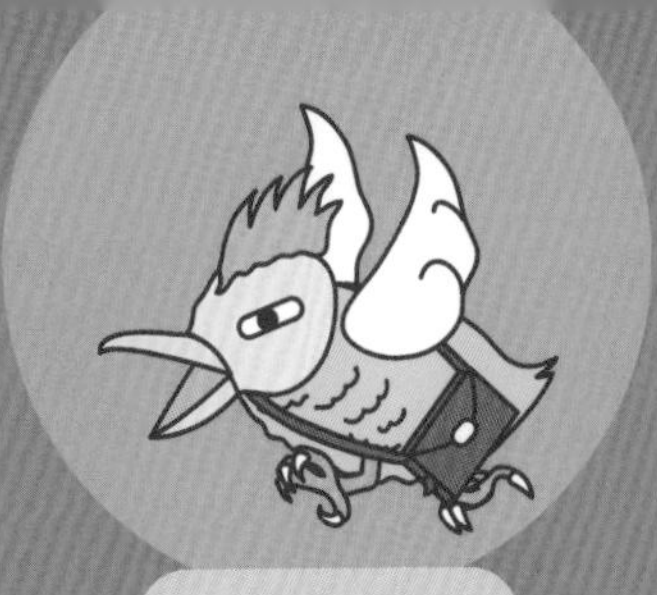

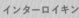

インターロイキン

ば、病原体と戦っているマクロファージを助けるために、好中球《こうちゅうきゅう》を呼びよせるのはインターロイキン8という種類だよ。

　病原体であるウイルスは、ほかの細胞に入りこんで数を増やそうとする。それをふせぐために活躍するのが、そのウイルスが感染した細胞でつくられるI型インターフェロン。I型インターフェロンは、ウイルスが増えるのをおさえるよ。ヘルパーT細胞がつくり出すII型インターフェロンは、いろいろな免疫細胞を元気づけることができるんだ。

　ヒスタミンは、マスト細胞のなかにある物質だよ。肺や消化管などの筋肉を伸び縮みさせて、寄生虫をからだの外に追い出すはたらきがあるんだ。でも、こまったことにアレルギーの症状を引きおこしてしまうこともあるんだよ。

II型
インターフェロン

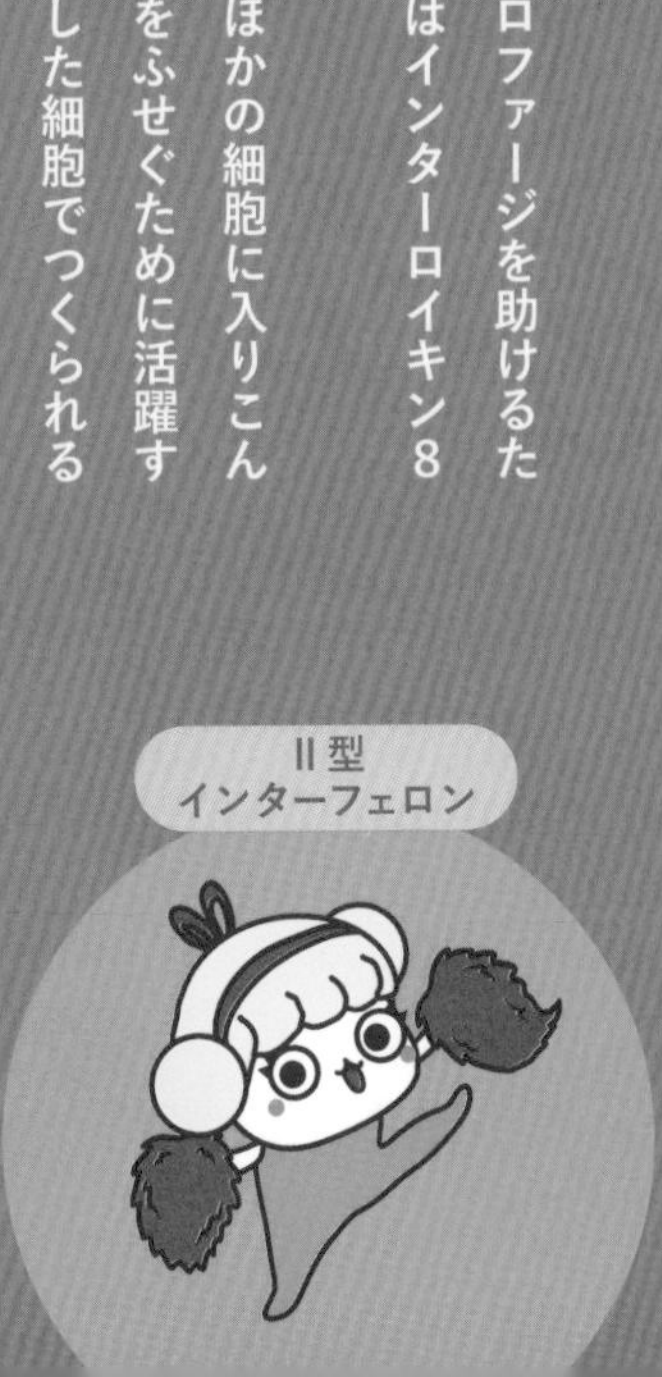

ヒスタミン

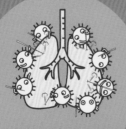

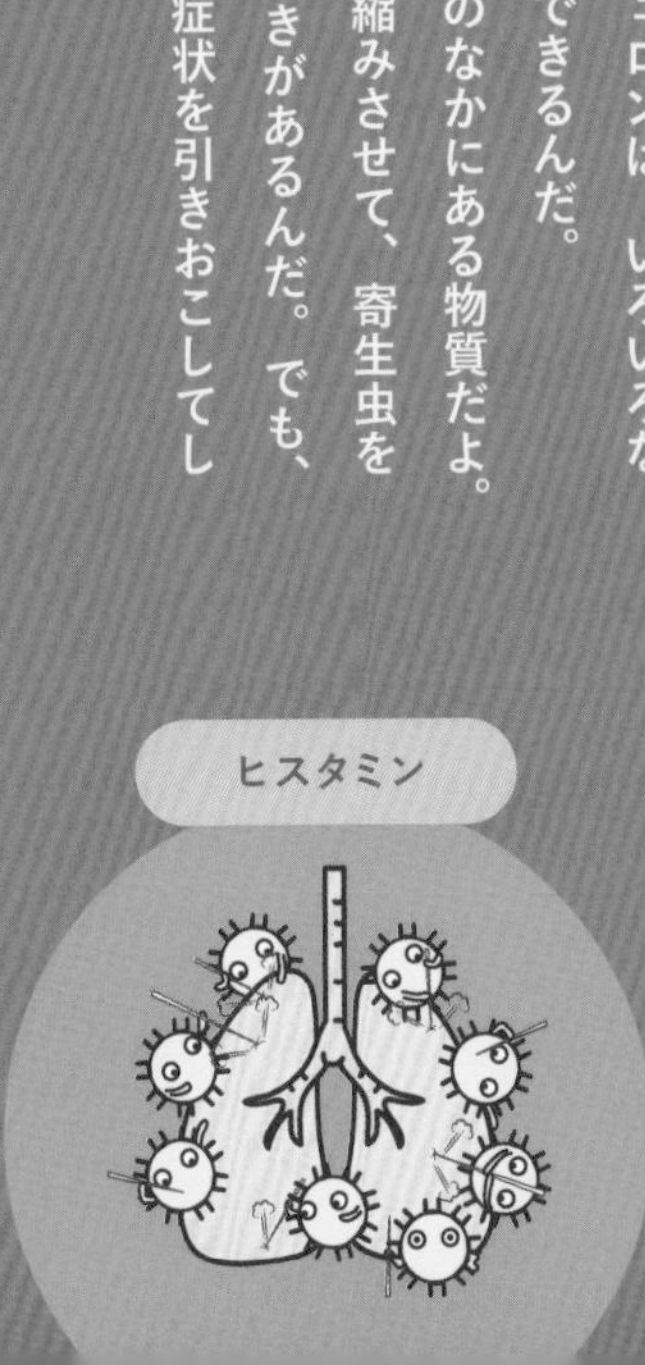

リゾチームくん

病原体の侵入をふせぐ！

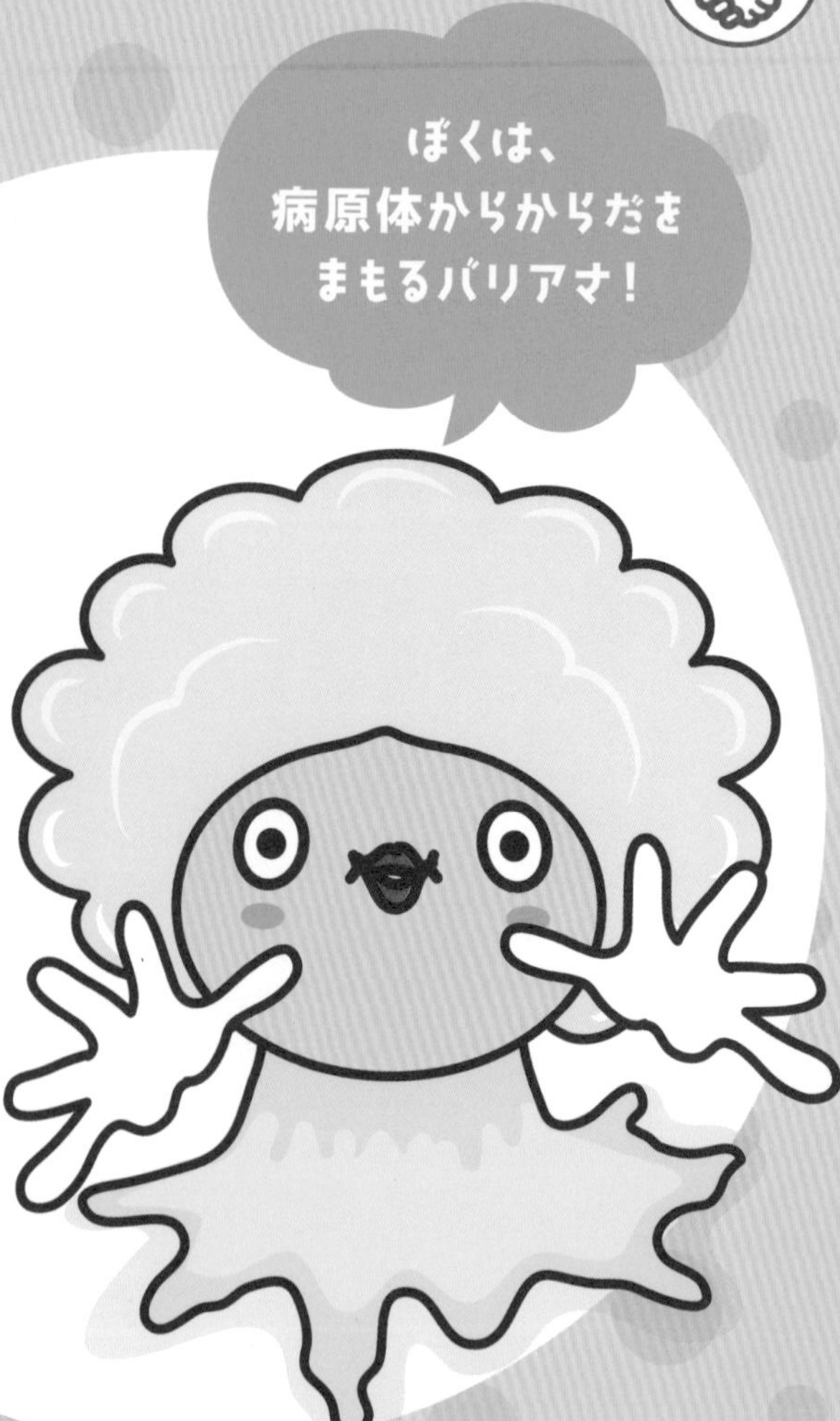

免疫トリビア！

❶ リゾチームは人のほか、植物、鳥類のたまご、昆虫などにもある

❷ リゾチームを発見したのはイギリスのフレミングで、実験中にくしゃみをしたことがきっかけ。くしゃみで飛び散った粘液により、実験用の細菌の成長がさまたげられているのに気づいた

ぼくには、細菌の細胞壁という
じょうぶな膜をこわす力があるよ。
けっこうパワフルなんだ！

ぼくは、汗や唾液、鼻水や涙、母乳などに
ふくまれているほか、マクロファージくん（→18ページ）や
好中球《こうちゅうきゅう》ちゃん（→22ページ）のなかにもいるよ。

病原体がからだのなかに
入らないようにするのが、ぼくの役割さ。

どんな物質？

病原体からからだをまもっているのは、白血球のような免疫細胞たちだけじゃないんだよ。

ぼくは、**細菌を直接やっつける物質で、汗や唾液、鼻水や涙などにふくまれているんだ。**ほかにも、お母さんから出る**赤ちゃんのための母乳などに、ぼくはふくまれているよ。**

じつは、ぼくはマクロファージくんや好中球《こうちゅうきゅう》ちゃんのなかの**「リソソーム」という場所にもいて、食べた病原体を分解するのを手伝っているんだ。**えらいでしょ？

ぼくを発見してくれたのは、イギ

リスのアレクサンダー・フレミングで、1922年のこと。フレミングはその後、抗生物質のペニシリンを発見し、ノーベル医学生理学賞を受賞しているよ。ぼくはそんなすごい学者に発見されたんだ。

どんな役割？

免疫細胞のみんなは、からだのなかに入ってきた病原体をやっつけようとするけれど、ぼくの役割はそれよりも前、**病原体をからだのなかへ入れないようにすることなんだ。**ぼくは、鼻や口などで病原体をくいとめているよ。

そんなぼくの攻撃対象は細菌！　細菌の細胞には、もっとも外側に細胞壁という膜があるよ。この**細胞壁はけっこうじょうぶで細菌の細胞をまもっているんだけれど、ぼくにはそれをこわして細菌をやっつける力があるんだ。**意外とパワフルでしょ？

そんなけっこうすごい免疫力があることが、じまんのぼく。とくに、ブドウ球菌や破傷風菌など、「グラム陽性菌」というグループの細菌に対して、強力な効果を発揮するんだ。

ぼくのような化学物質で、病原体と戦う免疫は、「化学的バリア」って呼ばれているんだよ。

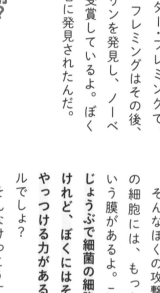

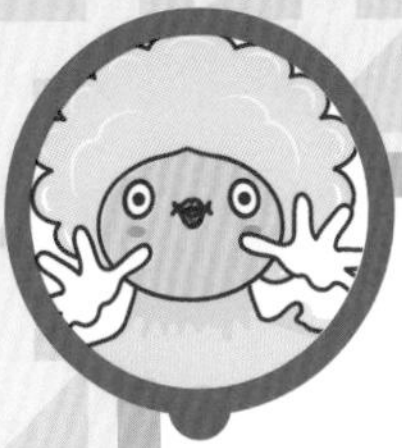

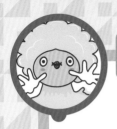

ぼくの仲間

皮膚ちゃん（左）粘膜さん（右）

皮膚ちゃんや粘膜さんも、病原体がからだのなかに入らないようにがんばっているよ。病原体が体内になかなか入れないのは、からだをおおっている皮膚ちゃんのおかげだし、粘膜さんはネバネバした粘液で、病原体を動けなくしているよ。ちなみに、皮膚ちゃんや粘膜さんは、「物理的バリア」って呼ばれているんだよ。

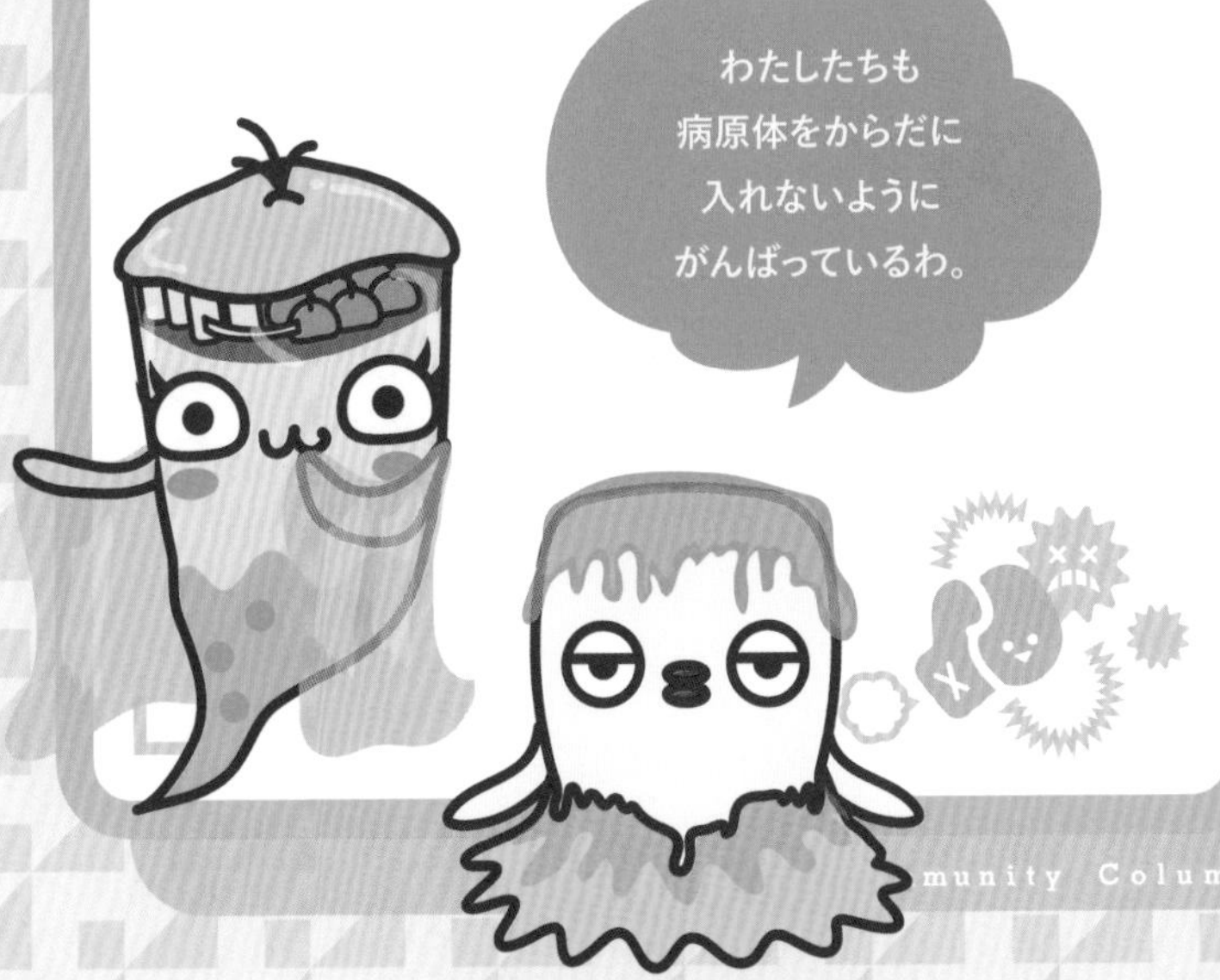
わたしたちも
病原体をからだに
入れないように
がんばっているわ。

munity Column

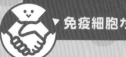

異なる種類の白血球をつなぐ連絡役！
インターロイキンにいさん

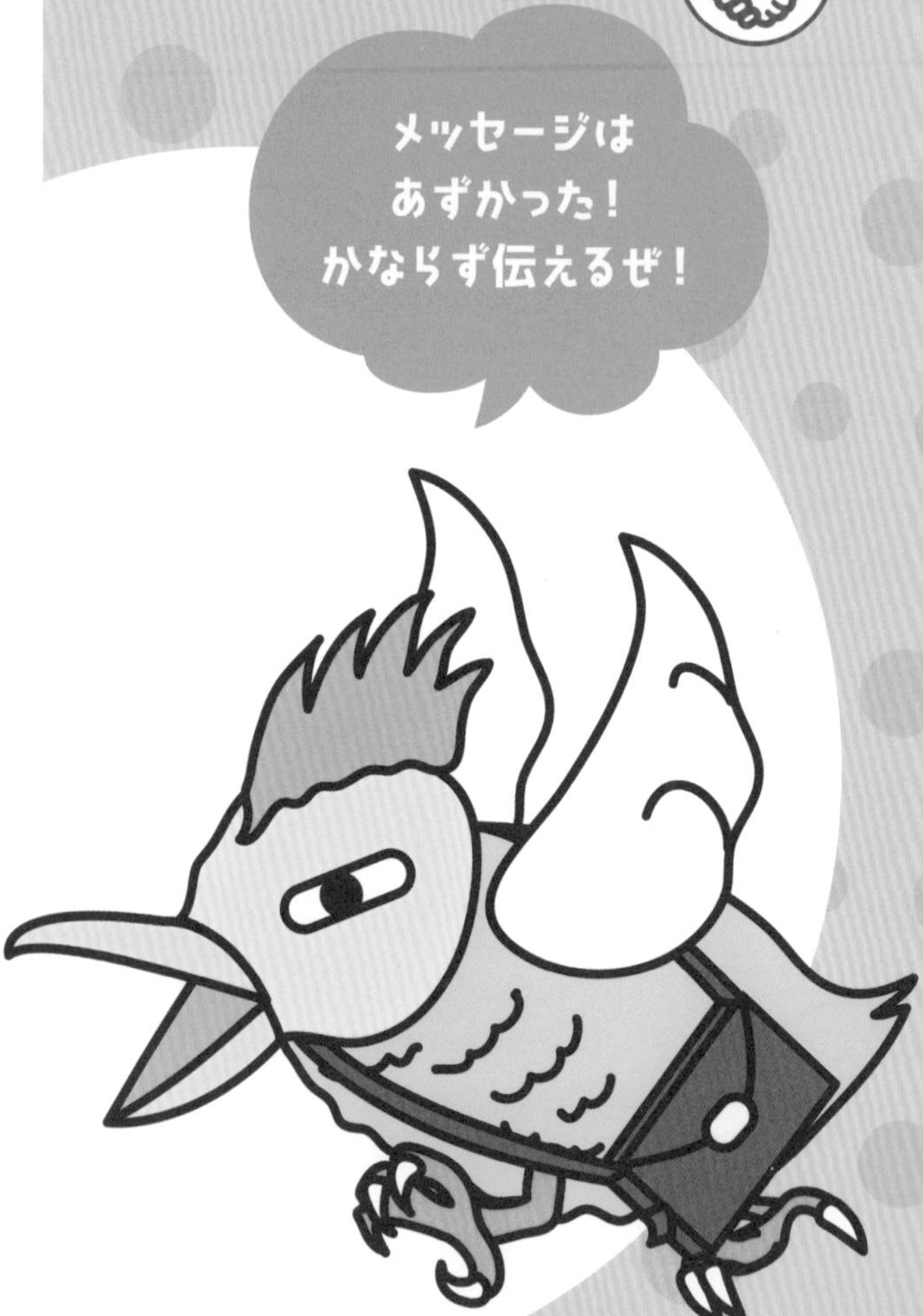

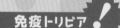

免疫トリビア！

❶ インターロイキンの番号が1979年に決まったときは、1と2だけだったが、その後つぎつぎと発見され、番号が増え続けている

❷ インターロイキンには、炎症性サイトカインの産出をうながす指示を出すものがあるが、反対におさえる指示を出すものもある

おれはサイトカイン（→21ページ）**の1つで、**
おもに白血球でつくられるんだ。

種類は30以上あって、
それぞれ特色のあるはたらきをしているぞ。

おもな役割は、白血球にはたらきかけて、
きちんと免疫のはたらきをさせることさ。

どんな物質？

おれの名前はインターロイキン。英語だと〝Interleukin《インターロイキン》〟って書くんだ。〝Inter《インター》〟というのは「なにかとなにかの間」っていう意味で、〝leukin《ロイキン》〟は「白血球」のことさ。つまり、おれは**白血球と白血球の間を連絡する物質で、サイトカインの1つなんだ。**名前の由来、わかってくれたかな。

おれには30以上もの種類があり、それぞれが特色のあるはたらきをするんだ。種類を区別するために、インターロイキン1（IL-1）やインターロイキン6（IL-6）のように番号がつけられているぞ。

おれはおもに、**さまざまな白血球から**

豆知識　インターロイキンは、「IL」と略して表記されることもある。

つくり出される。つくり出されたおれは、ほかの白血球にはたらきかけて、免疫細胞としてきちんと活動できるようにしているぜ。

どんな役割？

マクロファージくんは病原体を食べて戦うけど、負けそうになると、たくさんあるおれの種類のうち、**好中球《こうちゅうきゅう》ちゃんを呼びよせるＩＬ-8や、血管ちゃん（→75ページ）を広げるはたらきがあるＩＬ-1やＩＬ-6をつくり出すんだ。**

こうして血管ちゃんが広がると、血液の流れはおそくなって、好中球ちゃんは血管ちゃんの外に出やすくなり、病原体のところへかけつけられるってわけ。このとき、熱や痛みをもつ炎症がおきるけど、これはからだが病原体と戦っている証拠。ＩＬ-1やＩＬ-6、ＩＬ-8は、「炎症性サイトカイン」と呼ばれているぞ。

ほかにも、**ヘルパーT細胞さま（→50ページ）がつくり出すＩＬ-4は、Ｂ細胞どん（→42ページ）に抗体《こうたい》をつくることをうながす**はたらきがあるのさ。

どうだい、このおれの活躍ぶり！　おれがいないと、免疫細胞たちは連携がとれず、病原体と戦えないのさ。

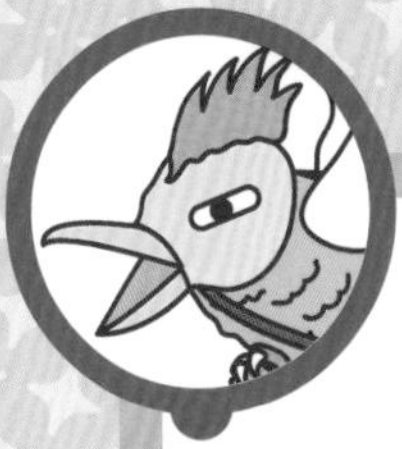

知りたい！免疫

炎症

　切り傷やすり傷などのけがをすると、やがて傷口が赤くはれあがり、痛みもあって熱っぽくなるよな。この状態が炎症なんだ。このとき、白血球などの免疫のはたらきでつくられた炎症性サイトカインが血管ちゃんを広げて、傷口の近くを流れる血液が増えているんだ。広がった血管ちゃんからしみ出した血液の成分は、病原体をやっつけるだけでなく、傷口の保護や修復にも役立つのさ。

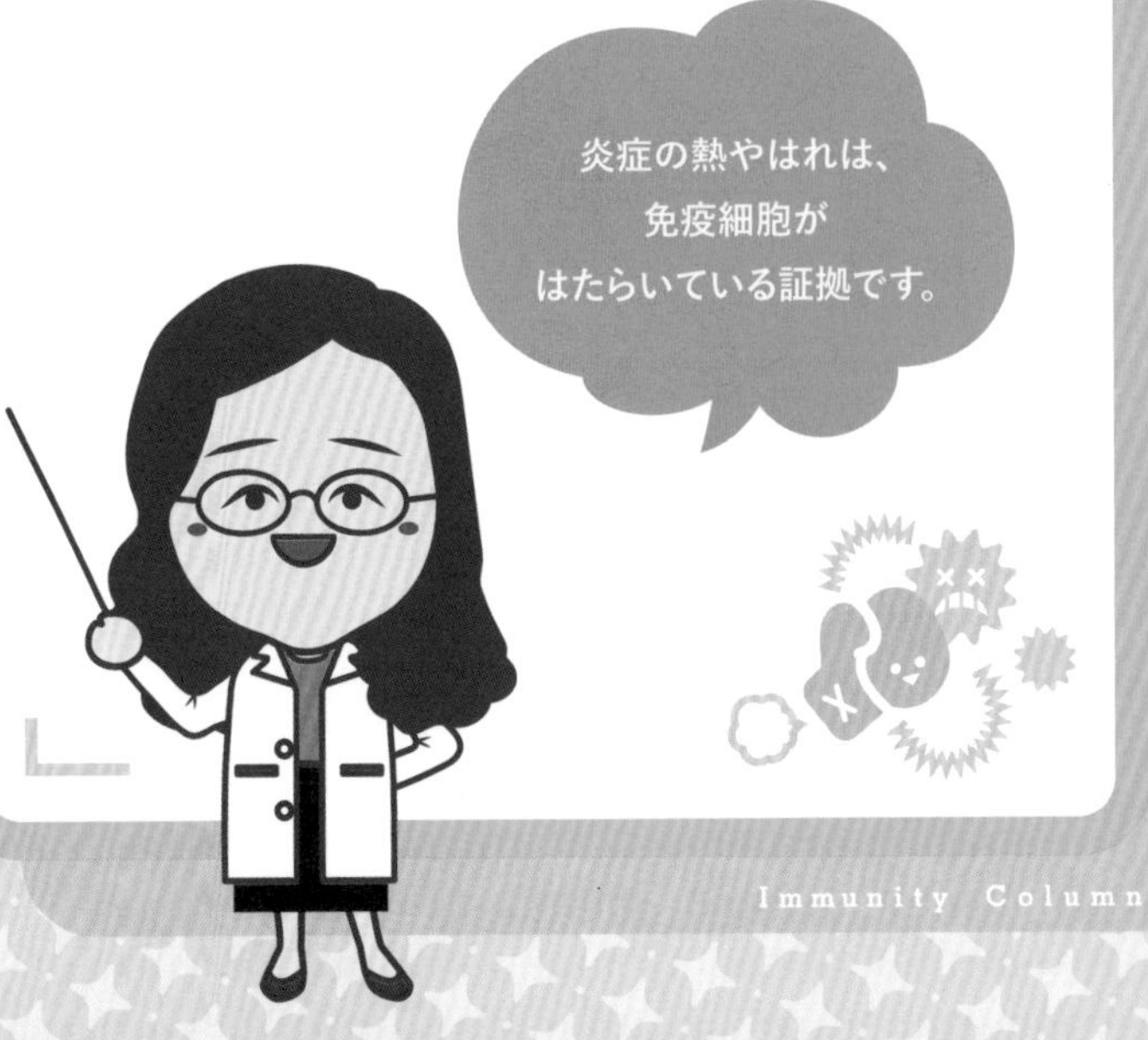
炎症の熱やはれは、
免疫細胞が
はたらいている証拠です。

ウイルスが増えるのをふせぐ!
インターフェロン姉妹

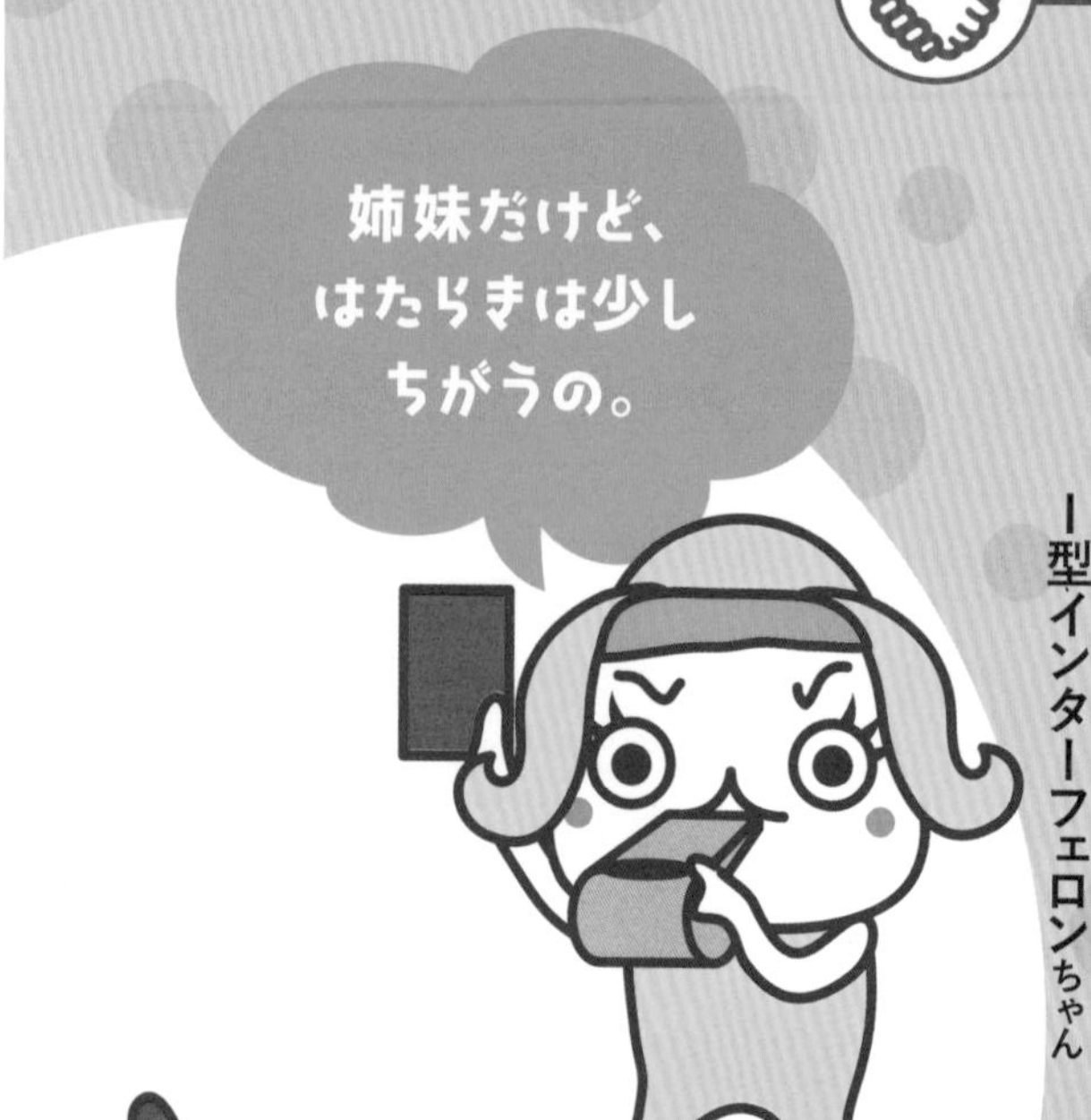
姉妹だけど、はたらきは少しちがうの。
Ⅰ型インターフェロンちゃん
Ⅱ型インターフェロンちゃん

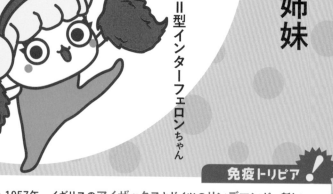

免疫トリビア!

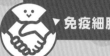

❶ 1957年、イギリスのアイザックスとドイツのリンデマンが、新しい物質を発見したと考え、「インターフェロン」と名づけて発表した

❷ じつはインターフェロンは、その3年前に日本の長野泰一博士と小島保彦博士が発見していた「ウイルス抑制因子」と同じ物質だった

インターフェロンという名前は、「妨害」や「干渉」という意味の英語“Interference《インターフェアレンス》”に由来しているの。

名前の由来どおり、わたしたちはウイルスが増えることを妨害している。とくに、I型インターフェロンちゃんは、その力が強いわ。

II型インターフェロンちゃんは、いろいろな免疫細胞を元気にするはたらきがあるの。

どんな物質？

わたしたちのことをよく理解してもらうために、「インターフェロン」という名前についてお話しするわね。この名前は英語の“Interference《インターフェアレンス》”に由来していて、「妨害」とか「干渉」っていう意味よ。つまり、**わたしたちはウイルスの妨害をする物質なの。**

ウイルスは、自分だけでは増えることができないから、ほかの生きものの細胞を利用して増えるわ。でも、**ウイルスに感染した細胞だって、ただ利用されるだけではないの。I型インターフェロンちゃんをつくり出して、ウイルスが増えることを**

ふせごうとするのよ。ウイルス増殖を「妨害」してるってことね！

ウイルスを妨害するのが得意なわたしたちも、**インターロイキンにいさんと同じく、サイトカインの1つよ。**

どんな役割？

ウイルスをやっつけるには、貪食《どんしょく》細胞のマクロファージくんや好中球《こうちゅうきゅう》ちゃんだけでは、ちょっと力不足なの。だから、**ウイルスに感染した細胞は自分で、ウイルス増殖をおさえる力が強いI型インターフェロンちゃんをつくり出して、まだ感染していない細胞をウイルスからまもろうとするのよ。**

II型インターフェロンちゃんのはたらきの中心は、免疫細胞を元気にすること。**II型インターフェロンちゃんは、おもにヘルパーT細胞さまでつくり出され、マクロファージくんやNK細胞ねえさん（→30ページ）、B細胞どん、キラーT細胞どの（→46ページ）のような免疫細胞が、いっそう活発に活動できるようにするのよ。**まさに免疫細胞を応援するチアガールって感じね！

わたしたち、方法はちがうけれど、ウイルスを妨害するってことでは、共通しているわ。

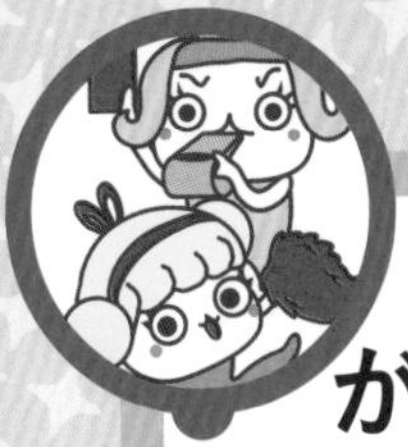

知りたい！免疫

がん治療に利用されるインターフェロン

わたしたち、インターフェロンは、ウイルスが広がることをおさえるだけではなく、がん細胞が増えるのをおさえるはたらきももっているの。そのため、腎臓がんなどのがん治療の薬に利用されているわ。でもね、ざんねんだけど、あまり効果がないときもあるし、発熱などのほか、大きな副作用がおこることもあるの。わたしたちをがん治療の薬として使うときは十分な注意が必要なのよ。

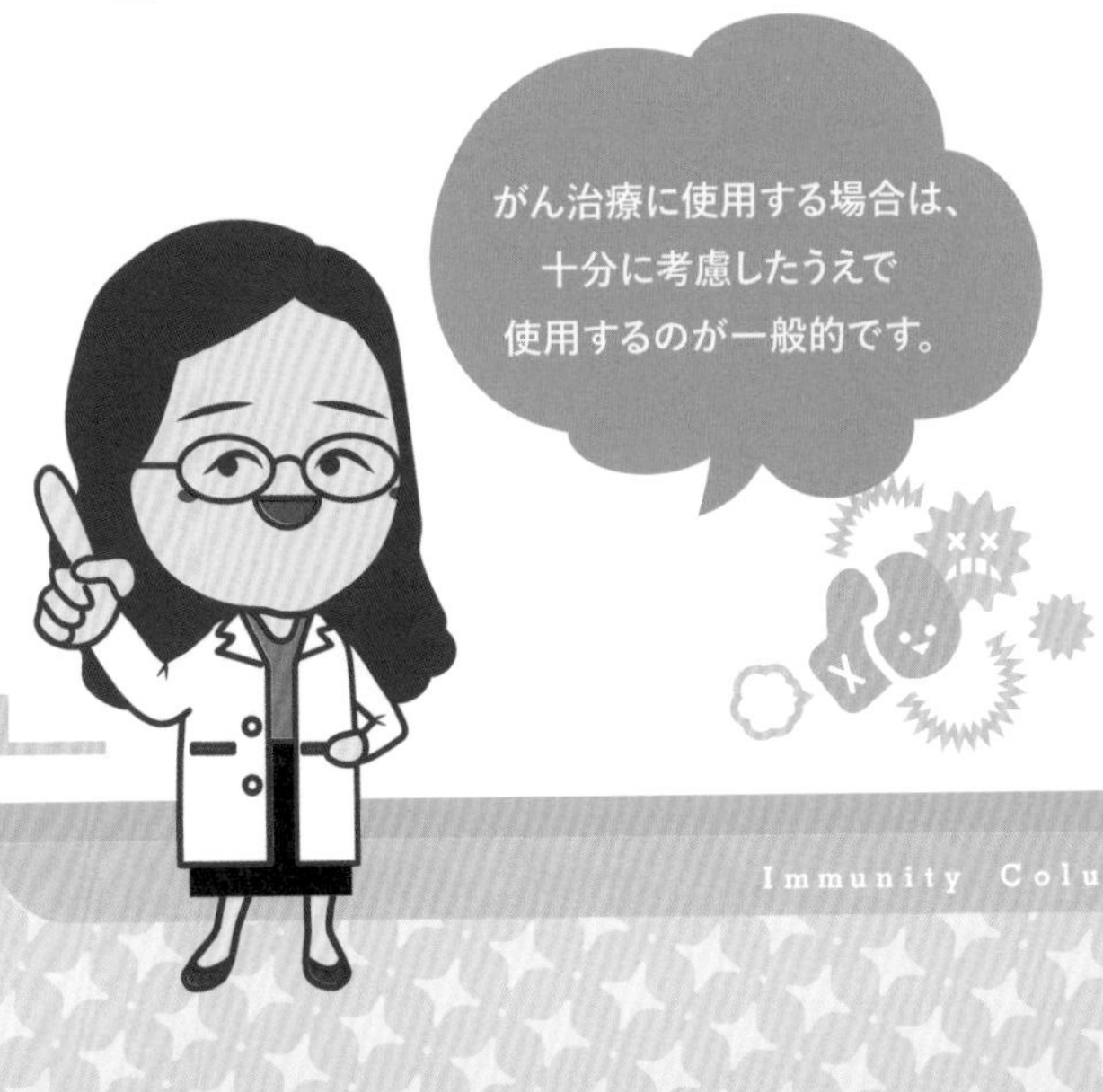
がん治療に使用する場合は、
十分に考慮したうえで
使用するのが一般的です。

寄生虫を追い出す! ヒスタミン部隊

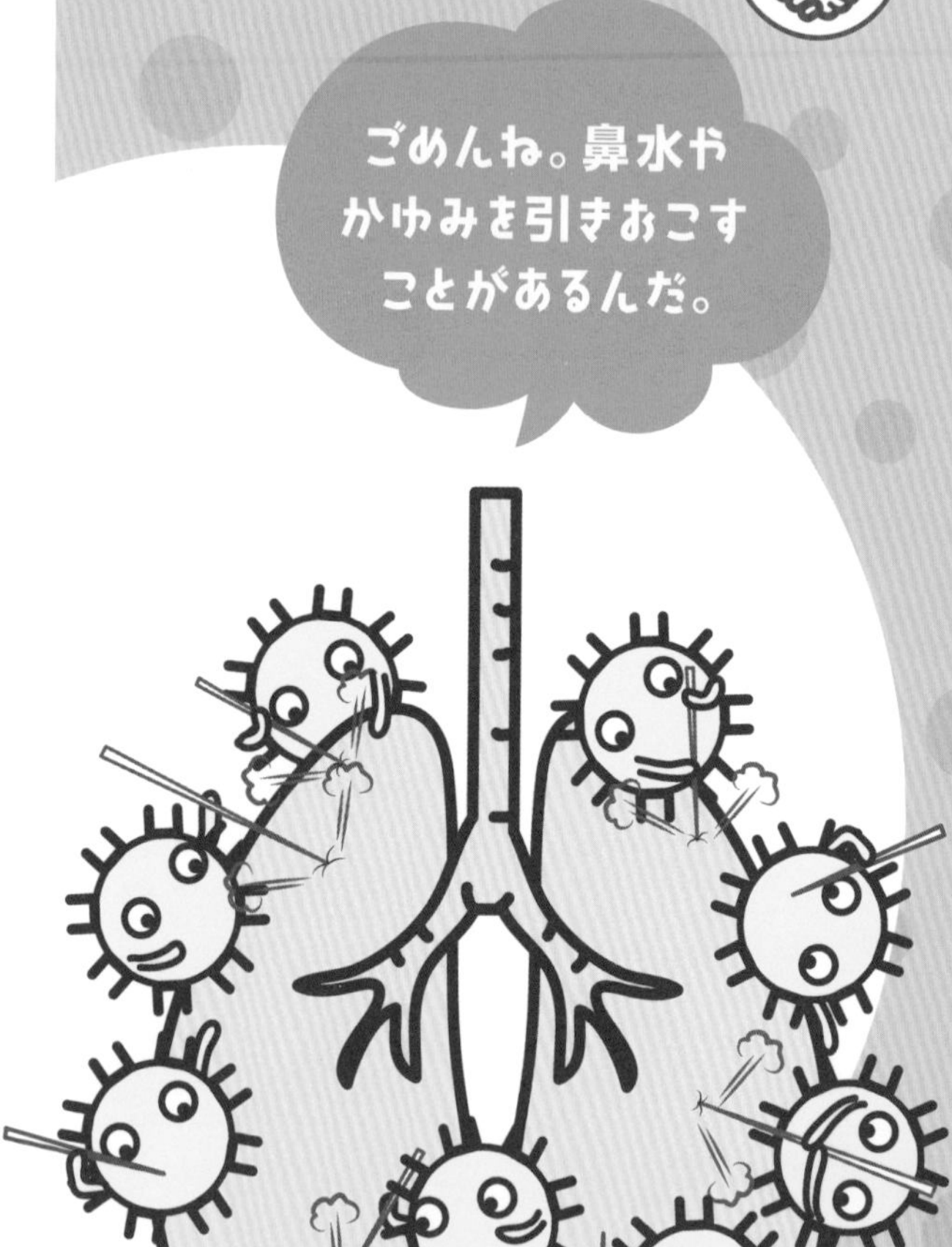
ごめんね。鼻水や
かゆみを引きおこす
ことがあるんだ。

免疫トリビア!

❶ 花粉症だけでなく気管支ぜんそく、アトピー性皮膚炎などのアレルギーにも、ヒスタミンがかかわっている

❷ ヒスタミンがかかわるアレルギーは、多くの場合、アレルゲンにふれてから数分以内の短い時間でおこる

ぼくたちの役割は、肺や消化管の
筋肉を伸び縮みさせて、
寄生虫をからだの外に出すことなんだよ。

ふだんはマスト細胞ちゃん（→34ページ）のなかで
しずかにしていて、外に出ると活動をはじめるよ。

花粉のように
本来は害のない物質に対してもはたらき、
アレルギーを引きおこすことがあるんだ。

どんな物質？

マスト細胞ちゃんのなかにある顆粒《かりゅう》につまっている化学物質、それがぼくたちヒスタミンなんだ。ふだんはとてもおとなしくしているよ。

ぼくたちがいるマスト細胞ちゃんは、自然免疫にかかわる免疫細胞で、気道や消化管の粘膜さんや皮膚ちゃん（↓93ページ）のすぐ下にある皮下組織にいる。**寄生虫などがからだのなかに入ってくると、B細胞どんがIgE抗体《こうたい》をつくり出すんだけど、マスト細胞ちゃんはこの抗体に反応して、たくさんの顆粒を放出するんだ。その顆粒のなかに、ぼくたちは入っているよ。**

つまり、ぼくたちはマスト細胞ちゃんの武器みたいなものだね。

寄生虫をからだの外に追い出すのに、ぼくたちはとても効果があるんだ。なかなか強力な武器でしょ？

どんな役割？

ぼくたちは、マスト細胞ちゃんの顆粒から飛び出すと、からだのなかでいろいろなはたらきをするよ。

その1つは、炎症性サイトカインのように**血管ちゃんを広げて、血液のなかにいる免疫細胞が血管ちゃんの外に出やすくなるようにすることさ。**

もう1つの重要なしごとが、**肺や消化管の筋肉を伸び縮みさせること。こうすることで、寄生虫をからだの外に追い出すことができるんだ。**

でも、ときどきこまったこともおきている。じつは、**花粉など寄生虫ではない物質がからだのなかに入ってきたときにも、ぼくたちは、同じようにはたらくことがあるんだ。**すると、人は花粉症などのアレルギー（↓128ページ）をおこしてしまうんだよ。

ぼくたちがよかれと思ってやったことで、つらい思いをしている人がいるなんて、もうしわけないな。

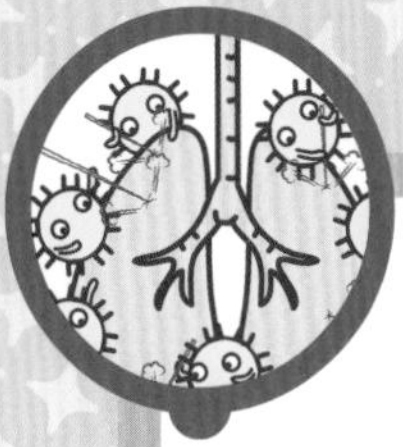

知りたい！免疫

ストレスと免疫

いまの時代、ストレスをかかえている人がたくさんいるって聞くから心配だな。じつはストレスって、免疫ととても深く関係しているんだよ。ストレスのために落ちこんでいると、免疫力は弱くなるんだ。逆に楽しみながら生活すると、免疫力は強くなるんだよ。とくに、ＮＫ細胞ねえさんはストレスの影響を受けやすいっていわれているよ。

大きなストレス、
長く続くストレスは、
免疫にも悪影響を
およぼします。

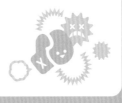

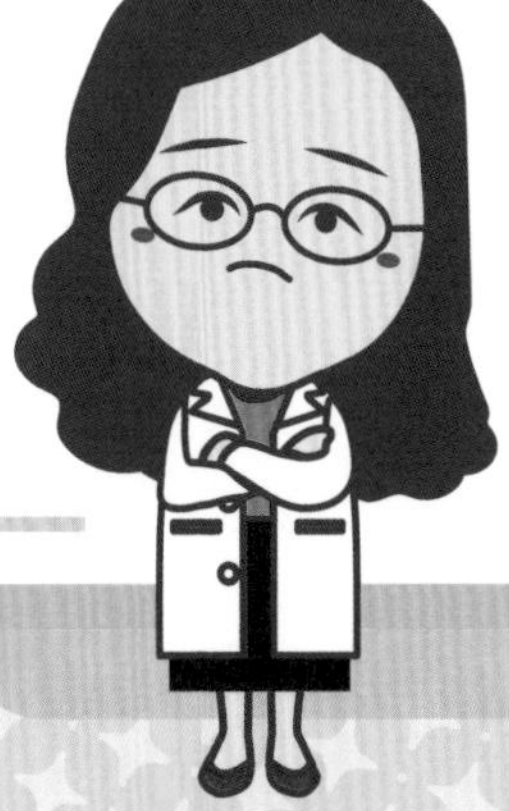

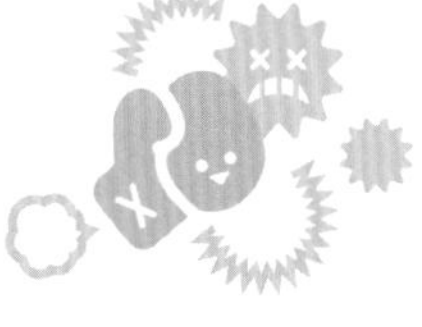

第4章

腸内細菌とその食べもの

からだのなかで、もっとも免疫細胞がいるのは腸。免疫の力があるかどうかは、腸で決まるといわれているくらいさ。その腸に大きな影響をあたえているのが腸のなかの細菌。ここでは、ぼくたち腸内細菌とぼくらの食べものになる物質を紹介するよ。

腸内細菌は3万種類くらいあって、その数は1000兆以上といわれている。腸内細菌の集まりは、色鮮やかでお花畑みたいだから、「腸内フローラ」ともいわれているよ。「フローラ」とは「お花

水溶性《すいようせい》食物繊維

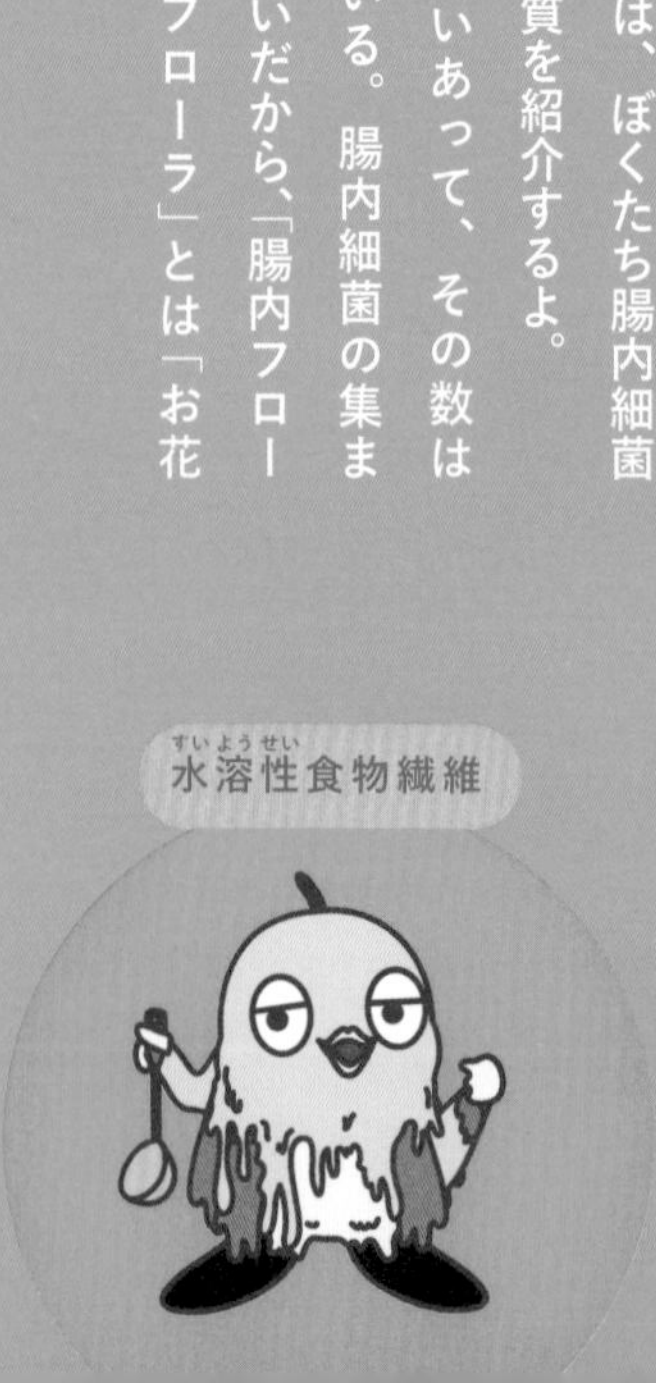

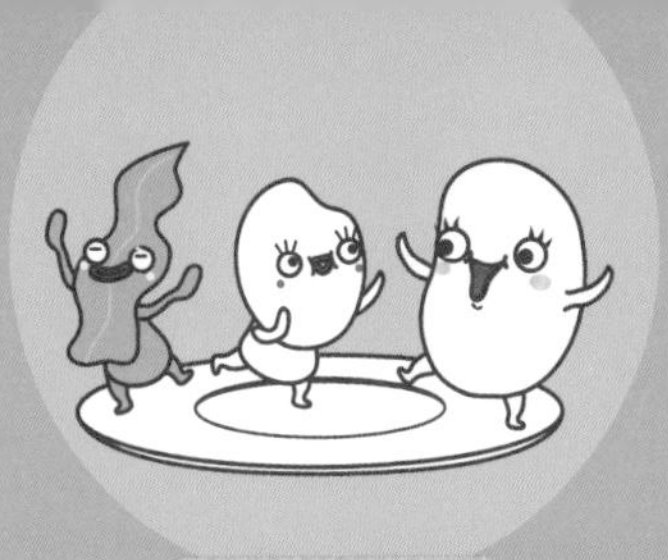

糖（オリゴ糖、グルコース、マンニトール）

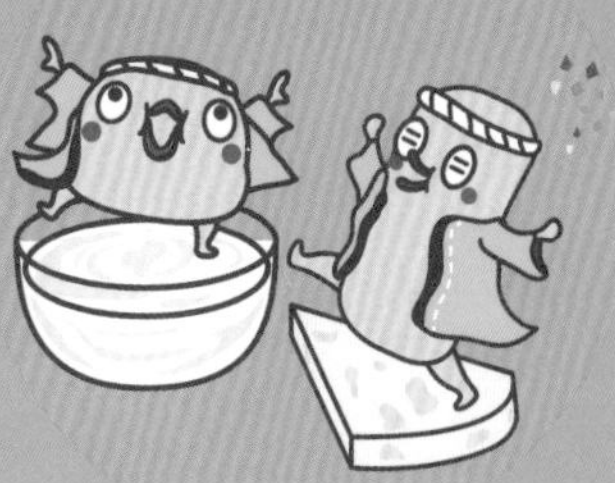

乳酸菌

畑」っていう意味。腸内細菌には、人の健康によい影響をあたえる善玉菌と、悪い影響をおよぼす悪玉菌がいる。乳酸菌は、善玉菌の代表なんだ。乳酸菌が増えると、免疫細胞が元気になって免疫の力が高まるんだよ。

善玉菌が大好きな食べものは糖。糖にはいくつもの種類があるけど、ここでは、オリゴ糖とグルコース、マンニトールを紹介するよ。食物繊維にも多糖《たとう》類《るい》という糖の1種がふくまれているんだ。善玉菌は、オリゴ糖やグルコース、マンニトール、食物繊維を食べると数が増えるから、免疫細胞も元気になるよ。

腸内細菌のなかでもっとも多いのが日和見菌《ひよりみ》。善玉菌と悪玉菌の勢力争いのなかで、優勢な方に味方するよ。善玉菌が日和見菌を味方につければ、そのはたらきは強力になるんだ。

日和見菌《ひよりみ》

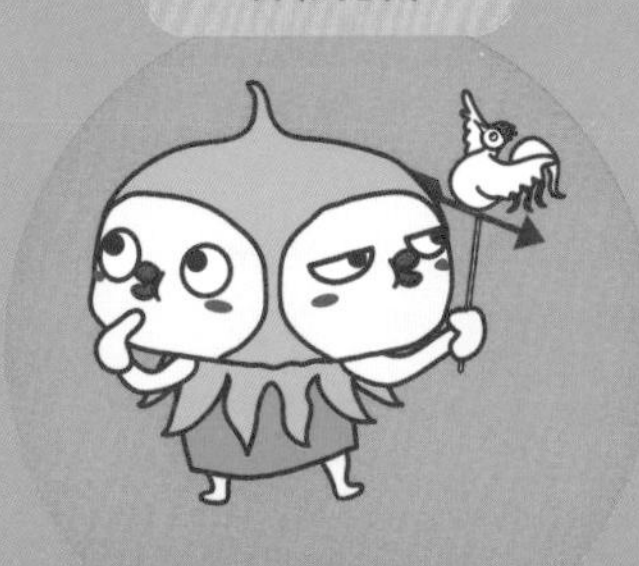

不溶性《ふようせい》食物繊維

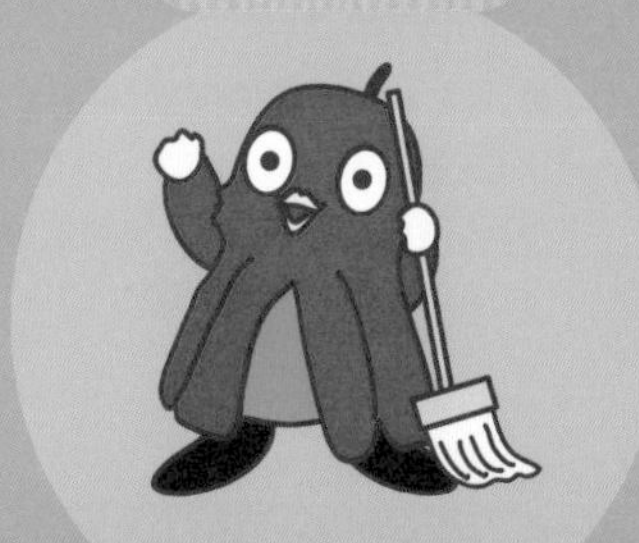

乳酸菌グループ

腸内の免疫細胞を元気にする！

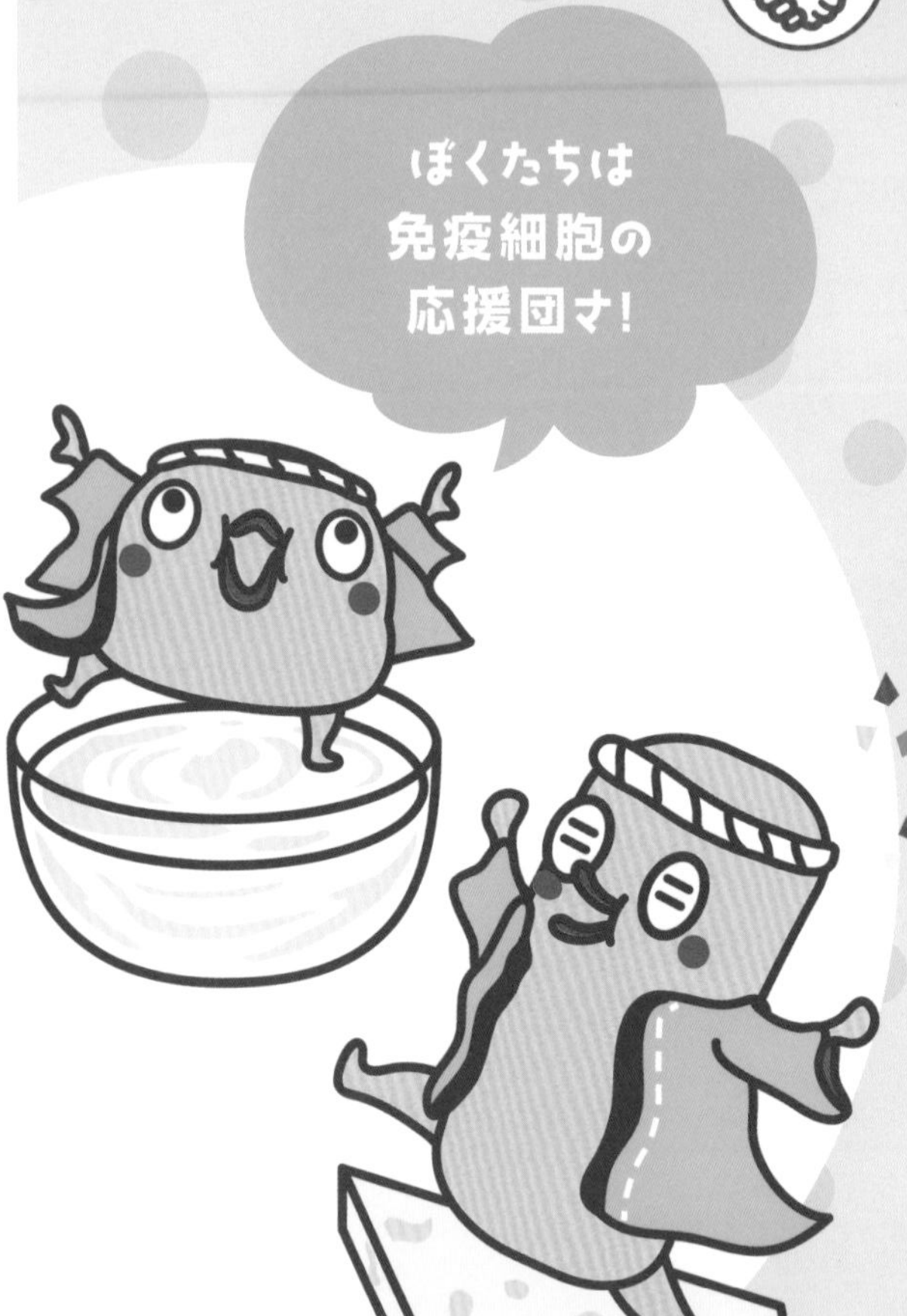

免疫トリビア！

❶ ほとんどの腸内細菌は酸素があると生きられないが、乳酸菌は生きられる

❷ 乳酸菌のもう1つの特徴は、塩分濃度が濃くても生きられること
つけものは塩分が濃いから、乳酸菌以外の菌が増えにくくなっている

人の健康によい影響をあたえる細菌を善玉菌というよ。ぼくたちはその代表といえるんだ。

すっぱい乳酸をつくり出すから、ぼくたちは乳酸菌と呼ばれるよ。

腸のなかでぼくたちが増えると、免疫細胞が元気になるよ。

どんな細菌？

細菌だからって、きらわないでおくれよ。**ぼくたちは、人の健康によい影響をあたえる善玉菌の代表**なんだからさ。

ぼくたちには、ものすごい数の種類があるんだけど、乳酸というすっぱい物質をつくるから、みんな「乳酸菌」と呼ばれているよ。腸のなかに1億〜1000億くらいいて、棒のような形をしているものもいれば、球形のものもいるよ。ほとんどは小腸にいるんだ。

じつは、食べものをつくるときに利用されていて、**ぼくたちがたくさんいる食べものといえば、ヨーグルトとチーズ、キ**

ムチなどが有名だね。コンビニやスーパーマーケットでも売っているから、定期的に食べてくれるとうれしいな。だって、**ぼくたちがからだのなかに入ると、免疫細胞が元気になるからね。**

どんな役割？

ぼくたちは小腸のなかでも、とくに回《かい》腸《ちょう》ちゃん（→83ページ）に多くいるんだ。回腸ちゃんには、パイエル板《ばん》さん（→80ページ）がいて、パイエル板さんのなかには、いろいろな免疫細胞がたくさん集まっているよ。

この**免疫細胞を元気にするのが、ぼくたちの重要な役割さ。とくにB細胞どん（→42ページ）やT細胞の仲間を元気にするよ。**だから、ぼくたちが腸のなかにたくさんいると、免疫力が上がるってわけなんだ。

最近では腸内細菌の集まりのことを、「腸内フローラ」って、おしゃれな名前で呼んでいるね。この**腸内フローラのバランスをよくして、人によい影響をあたえる微生物を「プロバイオティクス」と呼ぶ**んだけど、ぼくたち乳酸菌もプロバイオティクスってことさ。

ぼくたちを増やして、腸内フローラのバランスをよくしておくれ。

豆知識　腸にとどく前に死んだ乳酸菌やビフィズス菌の死がいでも、善玉菌を増やす効果がある。

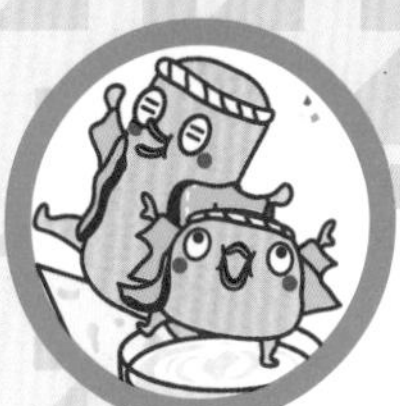

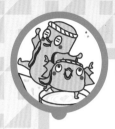

ぼくたちの仲間

ビフィズス菌ちゃん

ぼくたちと同じく、ビフィズス菌ちゃんも免疫細胞を元気にするよ。ビフィズス菌ちゃんは善玉菌のなかでもっとも多く、その数は１兆〜10兆といわれているんだ。ほとんどのビフィズス菌ちゃんは大腸にすんでいるよ。乳酸のほかに酢酸もつくることができて、酢酸には悪玉菌が増えるのをおさえる効果があるんだ。

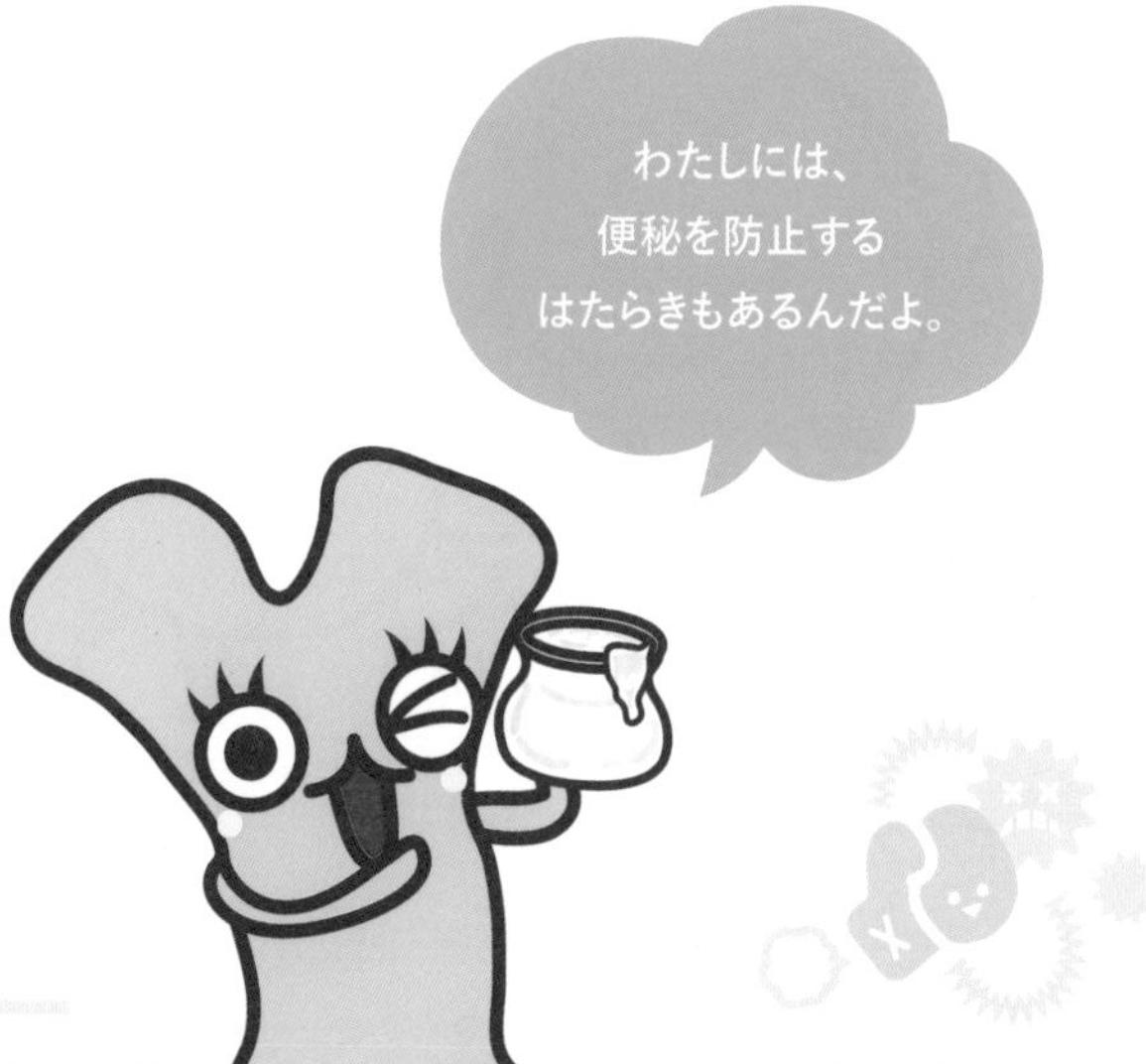
わたしには、
便秘を防止する
はたらきもあるんだよ。

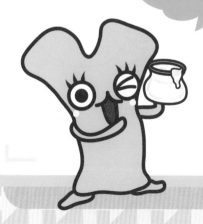

糖トリオ

善玉菌を元気に育てる！

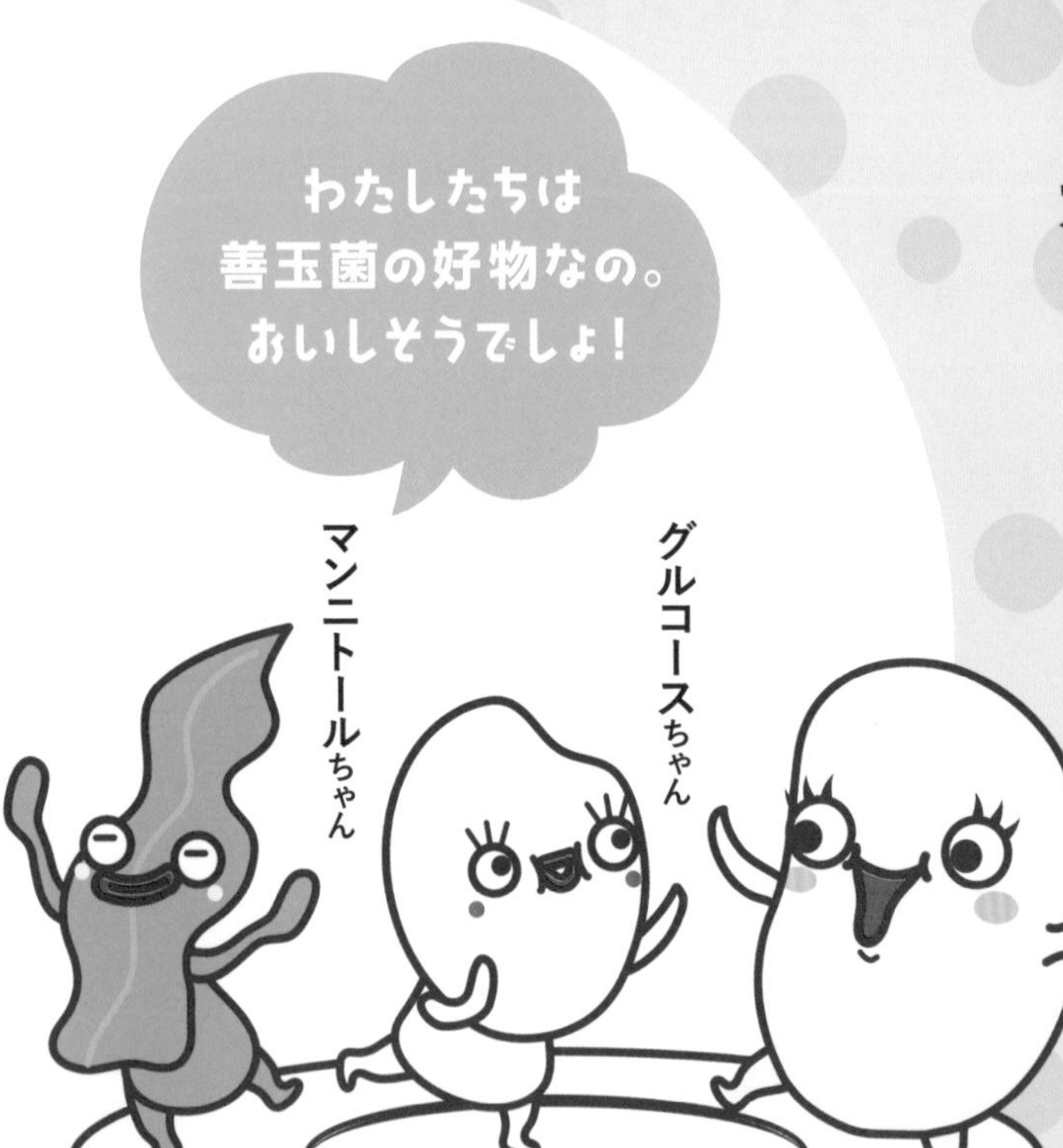
わたしたちは
善玉菌の好物なの。
おいしそうでしょ！
オリゴ糖ちゃん
グルコースちゃん
マンニトールちゃん

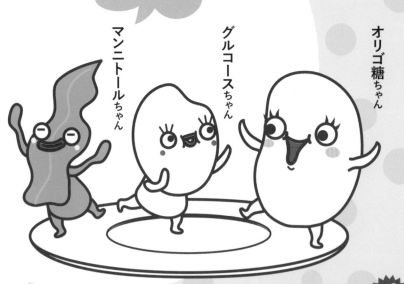

免疫トリビア！

❶ オリゴ糖の「オリゴ」とは、ギリシャ語で「少ない」という意味

❷ オリゴ糖をとりすぎるとおなかがゆるくなる

❸ グルコースの別名である「ブドウ糖」の名前の由来は、ブドウに多くふくまれているため

わたしたちは善玉菌の好物。
善玉菌はわたしたちを食べて育つのよ。

善玉菌はわたしたちのことが好きだけど、
とくにオリゴ糖ちゃんが大好物なの。
オリゴ糖ちゃんは糖トリオのエースね。

わたしたちみたいに
善玉菌だけを増やす物質を
プレバイオティクスというわ。

どんな物質？

腸のなかにいる善玉菌は、いろいろな糖を食べて元気になるの。わたしたちは、そんな善玉菌の食べものになる糖トリオよ！　**糖にはいろいろな種類があるけれど、わたしたちは、とくに善玉菌の好物なの。**わたしたちって、そんなにおいしいのかなあ？

　わたしたちは、善玉菌に食べられてしまう運命だけど、ちっとも悲しくなんかないわ。だって、**善玉菌に食べられ、かれらを育てることによって、人のからだを健康にすることができるんだもの！**　誇りに思っているくらいよ。

わたしたちのメンバーのオリゴ糖ちゃんは、乳酸菌グループや、ビフィズス菌ちゃんの大好物。グルコースちゃんやマンニトールちゃんだって、いろいろな善玉菌の好物なんだよ。

どんな役割？

わたしたちのメンバーのなかで、善玉菌の食べものとしてもっとも有名なのは、オリゴ糖ちゃんかな。**オリゴ糖ちゃんは、おもに豆類やゴボウ、タマネギにふくまれているよ。なかでも大豆は、オリゴ糖ちゃんがたくさんいるの。**近ごろは、オリゴ糖ちゃんが入ったヨーグルトなどもたくさんあるわ。

グルコースちゃんは、ごはんやパンなどのほか、ブドウやバナナなどのくだものにもふくまれているよ。グルコースちゃんは、善玉菌の食べものになるだけじゃなく、脳がはたらくときのエネルギー源にもなるの。すごいでしょ！ **マンニトールちゃんは、コンブやキノコ類にふくまれているわよ。**

わたしたちみたいに、**善玉菌の食べものとなって、善玉菌だけを増やす物質のことを「プレバイオティクス」というのよ。**わたしたちをしっかりからだにとり入れて、健康を保ってちょうだいね。

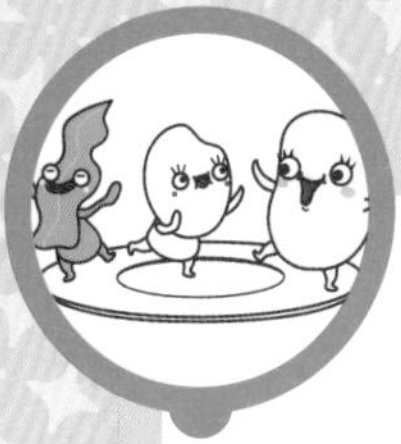

知りたい！免疫

プレバイオティクス

　腸内フローラのバランスをよくして、からだによい影響をあたえる微生物、いわゆる善玉菌のことをプロバイオティクスとも呼ぶけれど、その善玉菌の食べものとなる物質は、プレバイオティクスともいうのよ。わたしたち糖トリオや、食物繊維コンビ（→116ページ）などがあてはまるわね。プレバイオティクスは、お肉やお魚よりも、穀物や野菜、豆類、くだものなど植物性食品に多いのよ。

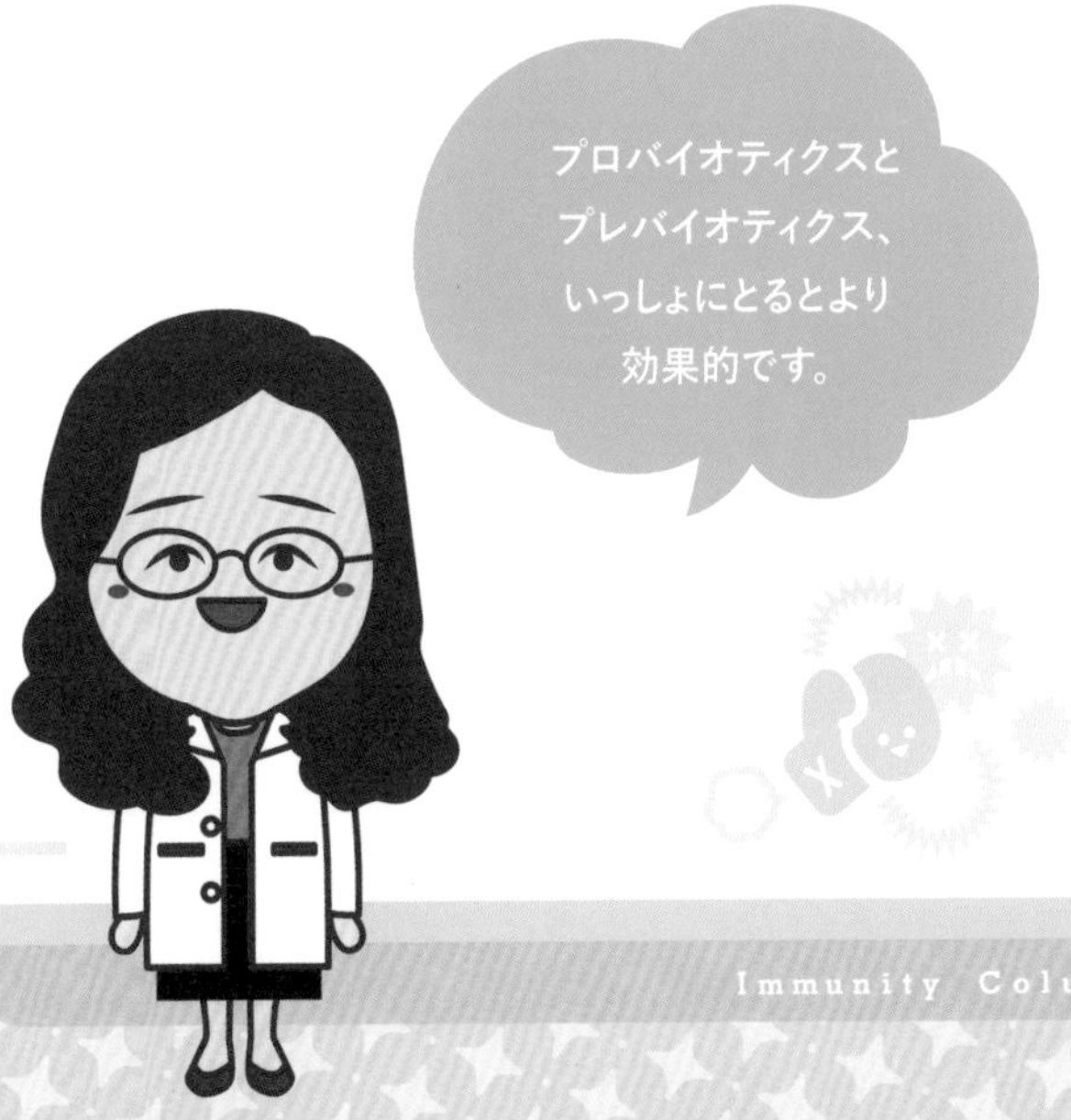
プロバイオティクスと
プレバイオティクス、
いっしょにとるとより
効果的です。

とっても腸に役立つ！ 食物繊維コンビ

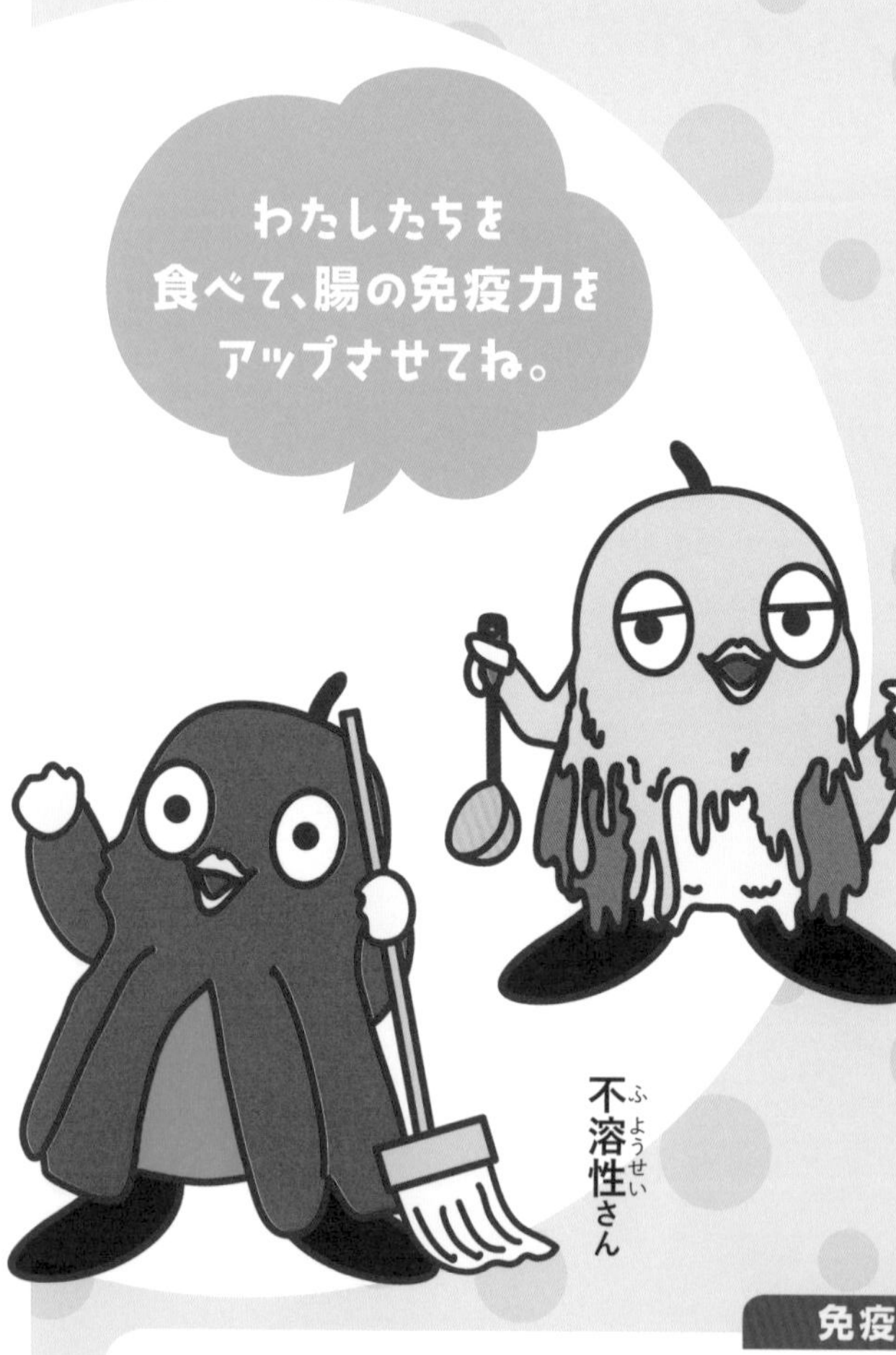
わたしたちを
食べて、腸の免疫力を
アップさせてね。
水溶性《すいようせい》さん
不溶性《ふようせい》さん

免疫トリビア！

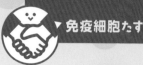

❶ オクラやメカブ、納豆のネバネバは水溶性食物繊維によるもの
❷ 食物繊維をたくさん食べると、おならが出やすくなる
❸ 食物繊維をきちんと摂取すると、黄色いバナナ状の健康的な便が出る

わたしたち食物繊維は、
人のからだではほとんど消化できないよ。

食物繊維には、水に溶ける水溶性《すいようせい》食物繊維と、
水に溶けない不溶性《ふようせい》食物繊維がいるんだ。

水溶性さんは善玉菌の大好物。
不溶性さんは、腸のなかを
お掃除してきれいにするよ。

どんな物質？

わたしたち食物繊維は、からだに消化・吸収されて栄養となる成分ではないけれど、健康にとってとても大事なものなんだよ。だから、おぼえておいてね。

わたしたちには、**水に溶ける水溶性《すいようせい》さんと、水に溶けない不溶性《ふようせい》さんがいるよ。どちらにも多糖類《たとうるい》という糖の仲間がふくまれているんだ。水溶性さんは、オクラや海藻、コンニャクなどに多く、不溶性さんは、きのこ類やサツマイモなどに多くふくまれているよ。**

どちらの食物繊維も、善玉菌の食べものになるけれど、とくに水に溶ける水溶

豆知識　食物繊維には、肌をきれいにする効果もある。

性さんの方が、善玉菌が好んで食べる大好物なんだ。

不溶性さんは、腸のなかのゴミをホウキでかき出すようにきれいにすることができるよ。

どんな役割？

善玉菌の好物である糖類には、いろいろな種類があるけれど、**水溶性さんにふくまれる多糖類はオリゴ糖ちゃんとともに、善玉菌の大好物なんだ。**善玉菌が多糖類を食べて、数を増やすことで、腸内フローラのバランスがよくなるよ。

不溶性さんだって負けてはいないよ。**水に溶けない不溶性さんは、水を吸収して腸でふくらむ。そして、腸内の食べもののカスなどをからめとって、便として外に出すことができるんだ。**食べもののカスが腸にのこっていると、悪玉菌が増える原因になってしまうから、こうすることで腸内フローラのバランスを整えることに役立っているんだ。

このようなわたしたちの活躍によって、**腸内環境がよくなると、免疫細胞は元気になるよ。**そうなると、かぜをひきにくくなるし、いろんな感染症にもかかりにくくなる！　腸にきくわたしたちを、ぜひからだにとり入れてね。

豆知識　日本人がとる食物繊維の量は、ここ20年ほどの間に2割ほども減った。

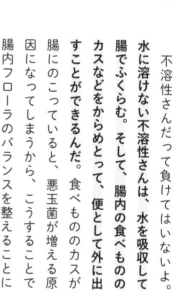

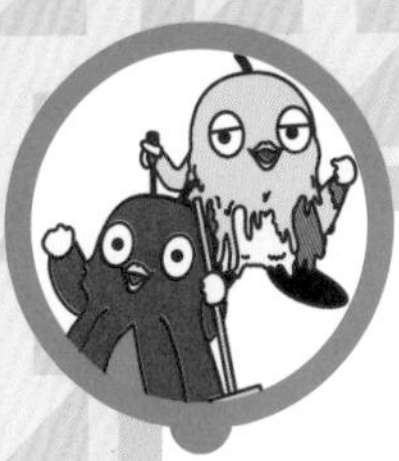

わたしたちの仲間

プロピオン酸産生菌さん

エメンタールチーズを知っているかな？　スイスの伝統的な穴のあいた硬いチーズだよ。プロピオン酸産生菌さんは、むかしから、エメンタールチーズなどをつくるときに、乳酸菌グループといっしょに使われる細菌なんだ。プロピオン酸産生菌さんがつくり出す物質には、ビフィズス菌ちゃんを増やすはたらきがあるんだよ。

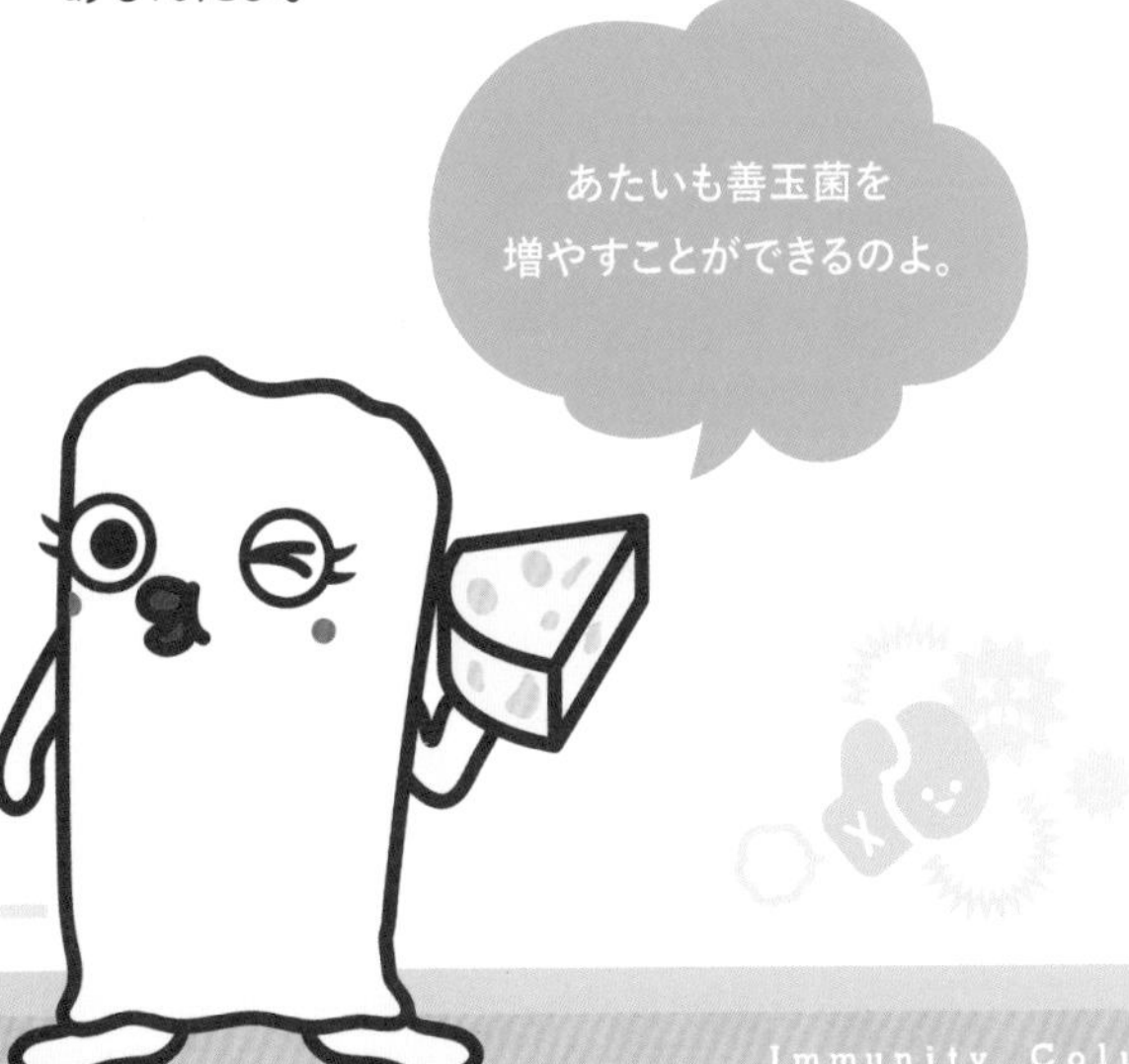

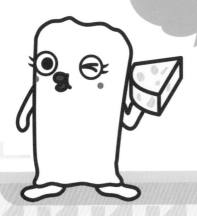

Immunity Column

日和《ひより》見《み》菌ボーイ

味方にすると免疫力がアップ！

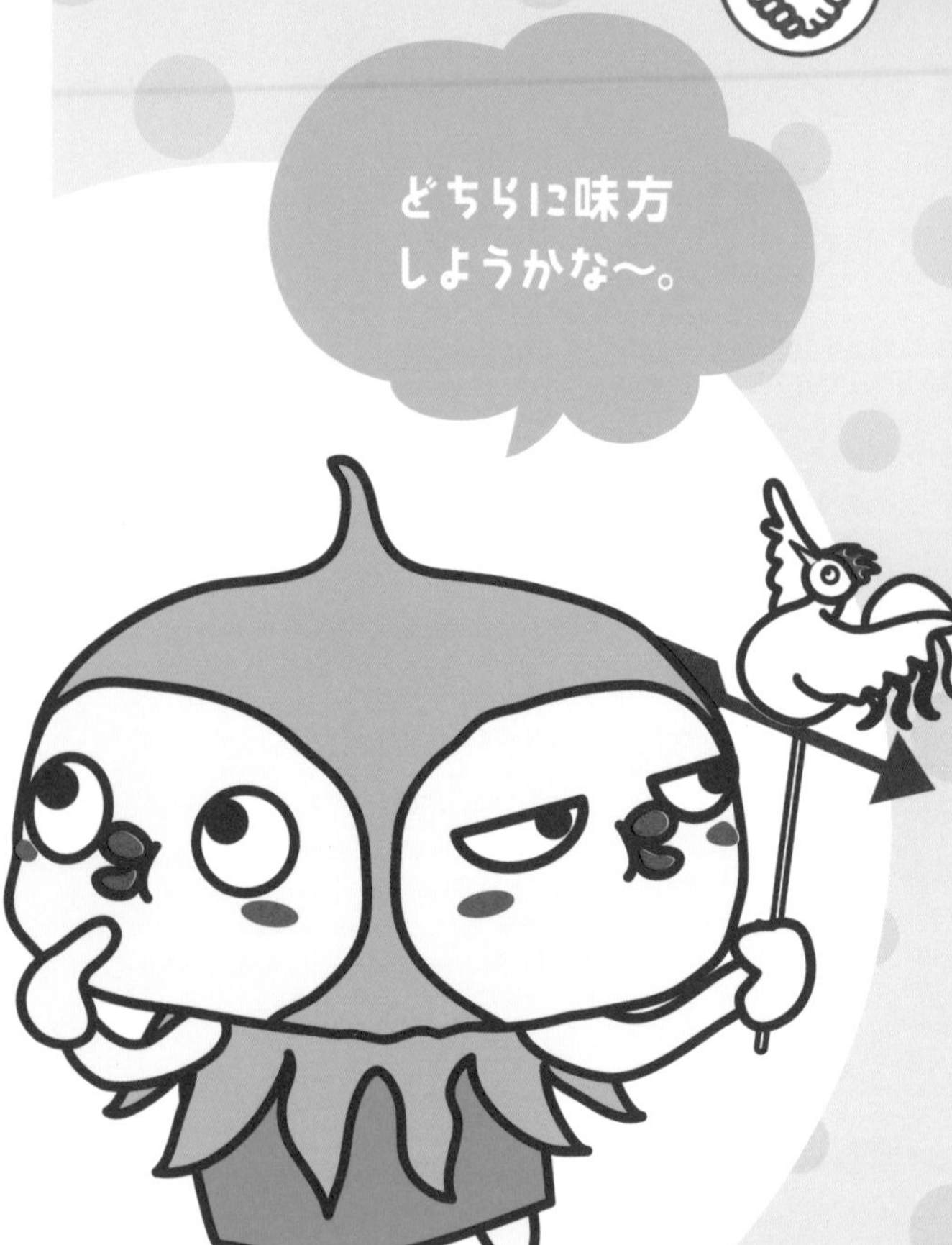

免疫トリビア！

❶ フィルミクテス門の日和見菌は、「デブ菌」と呼ばれる

❷ 生まれたばかりの赤ちゃんの腸は、腸内細菌がいない無菌状態

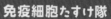

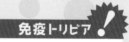

❸ 生まれて数日で、赤ちゃんの腸には母乳やミルクから取り入れたビフィズス菌などがすみつくようになる

腸内細菌の大部分をしめているのはおいらさ。
善玉菌と悪玉菌のうち優勢な方の味方をするよ。

善玉菌を好むバクテロイデス門《もん》と、
悪玉菌を好むフィルミクテス門の
2つの種類があるんだ。

バクテロイデス門は短《たん》鎖《さ》脂《し》肪《ぼう》酸《さん》をつくるよ。
短鎖脂肪酸は、悪玉菌が増えるのをおさえ、
免疫力のアップに役立つ物質なんだ。

どんな細菌?

腸のなかには、善玉菌や悪玉菌のほかに、日和見《ひよりみ》菌と呼ばれるおいらがいるぞ。「日和見」というのは、自分の立場をはっきりさせず、どちらか優勢になった方に味方する態度のこと。つまり、**日和見なおいらは、善玉菌と悪玉菌のうち、優勢な方を応援するんだ。**ちょっとずるいって思うかな?

そんなおいらだから、あまりよいイメージをもてないかもしれないけど、よく考えてみてよ! 善玉菌も悪玉菌も、どっちつかずのおいらを味方にした方は、さらに強くなるんだよ。キャスティング・

豆知識　腸内細菌の4分の3は日和見菌で、善玉菌や悪玉菌よりはるかに多い。

ボートをにぎっているおいらは、けっこう重要な存在なんだ。

おいらは大きく分けると、**善玉菌を好むバクテロイデス門《もん》というグループと、悪玉菌を好むフィルミクテス門というグループの2つの種類があるよ。**

どんな役割？

バクテロイデス門は、「やせる腸内細菌」とも呼ばれているんだ。これは、短鎖脂肪《たんさしぼう》酸《さん》といって、脂肪を分解したり、脂肪が細胞に取りこまれるのをふせいだりする物質を生み出すから。短鎖脂肪酸には、このほかにも悪玉菌が増えるのをおさえて、腸内フローラのバランスを整え、免疫の力を高めることに役立つはたらきもあるよ。

反対に、**フィルミクテス門が腸のなかにたくさんいると、人は少し食べるだけで、太ってしまう。また、太るだけではなくて、がんをまねく可能性もあるよ。**けっこうやっかいな細菌なんだ。

こんなふうに、二面性をもつおいら。人間からしてみると、フィルミクテス門を減らして、バクテロイデス門を増やしたいよね？　そうするためには、食物繊維コンビを腸に取りこむことが効果的だよ。おぼえておいてね。

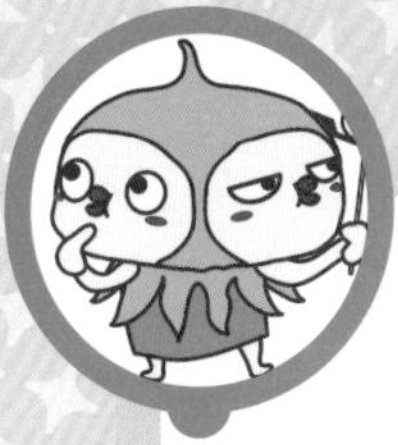

知りたい！免疫

よく噛むと免疫力が上がる

食べもののなかには、「活性酸素《かっせいさんそ》」というとても酸化する力が強い物質がふくまれているものもある。活性酸素の量が少なければ、大きな問題はないけれど、多すぎると免疫力が低下するぞ。唾液には、そんな活性酸素を消す物質がふくまれているんだ。よく噛んで、唾液をたくさん出して食べることが、免疫力の向上につながるんだよ。

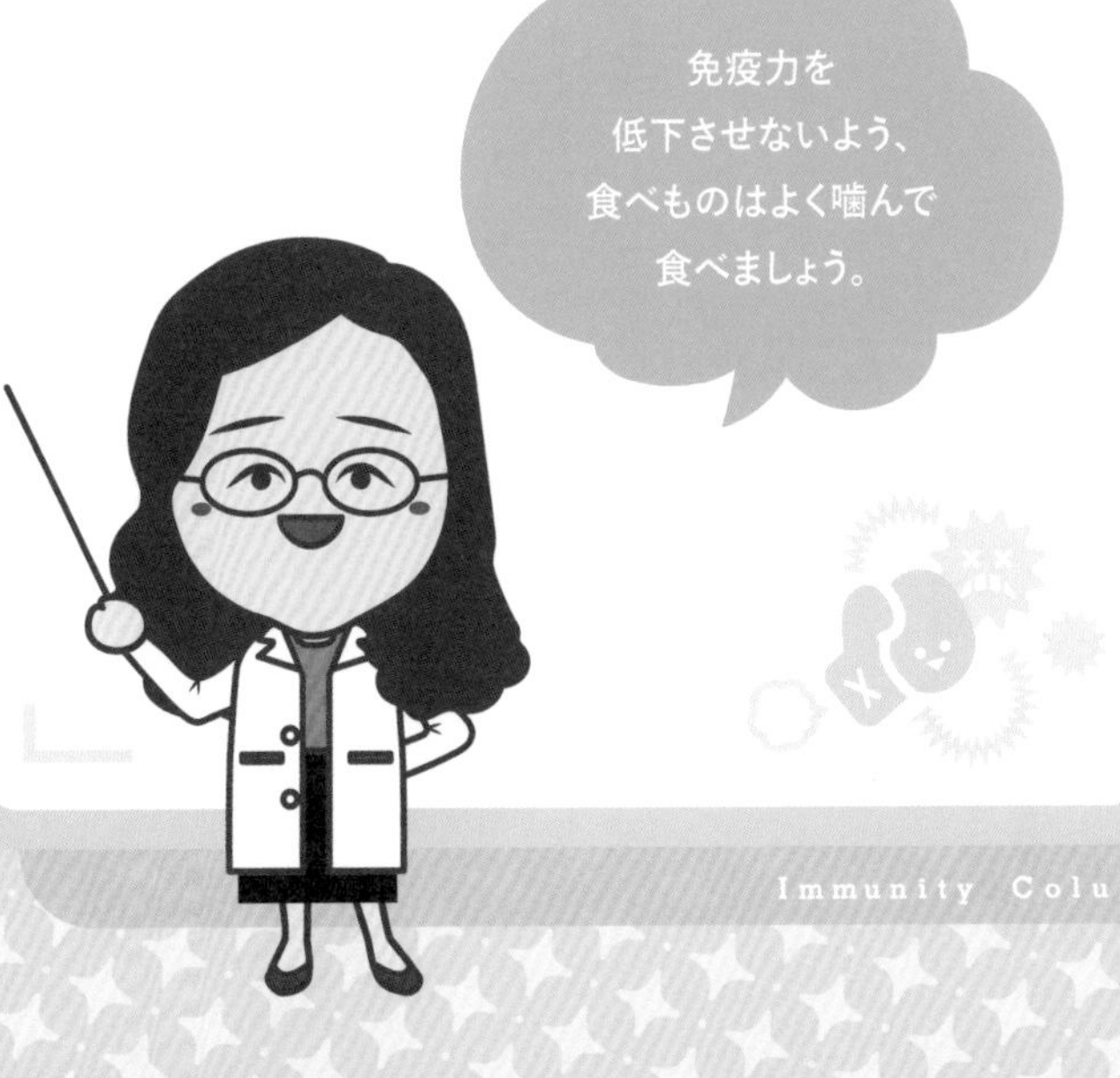
免疫力を低下させないよう、食べものはよく噛んで食べましょう。

Immunity Column

まとめて知りたい！ 4

発酵食品で免疫力アップ！

免疫力をあげる！ 乳酸菌と発酵食品

善玉菌の代表の乳酸菌は、人の腸のなかにたくさんいます。ほかにも、いろいろな動物の腸内や乳にもいますし、野菜やくだものなどの植物、さらに空気中をただよっていることもあります。こんなふうに、乳酸菌はわたしたちの身近にいます。

また、乳酸菌はたくさんの発酵食品に利用されています。発酵食品というのは、微生物の発酵というはたらきを利用してつくる食べもの。乳酸菌がふくまれる発酵食品は、ヨーグルトやチーズなど身近なものも多いです。これらの発酵食品は、栄養価が高いうえに、善玉菌もいるから、腸内フローラを整えて免疫の力を上げるのに、もってこいの食べものなのです。

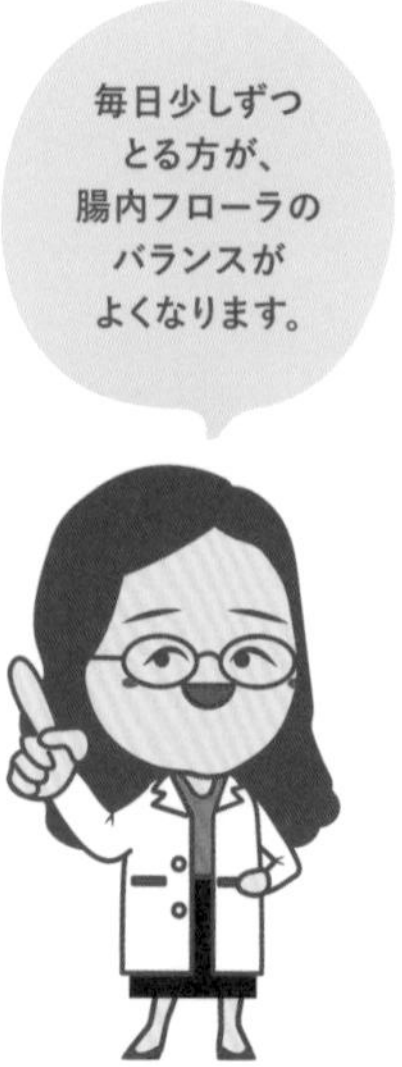
毎日少しずつとる方が、腸内フローラのバランスがよくなります。

乳酸菌がいるおもな発酵食品

ヨーグルト

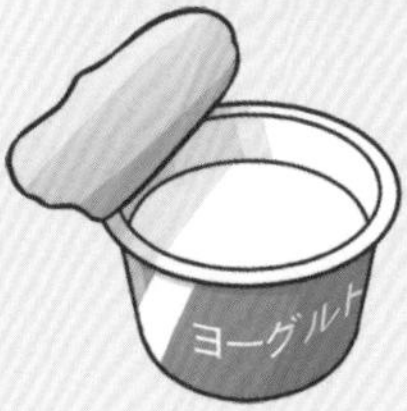

乳酸菌によって牛乳を発酵させると、すっぱくてトロトロに！

チーズ

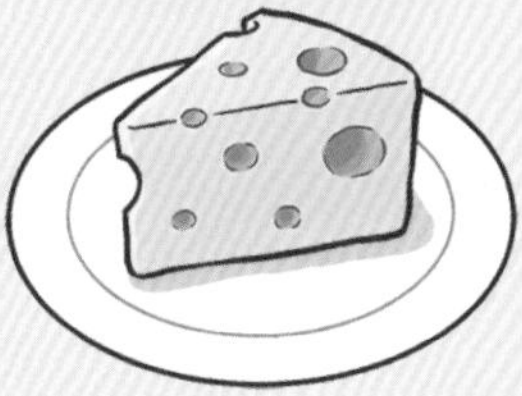

牛乳のタンパク質をかためる液をくわえたあと、時間をかけて発酵させる。

ぬかづけ

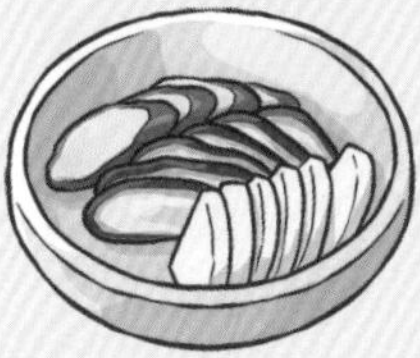

野菜を米ぬかでつくったぬか床につけて、発酵させたつけもの。

キムチ

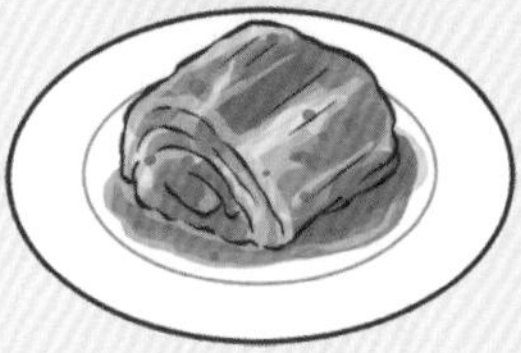

韓国料理を代表する、からいつけもの。ここにも乳酸菌がたくさん！

メンマ

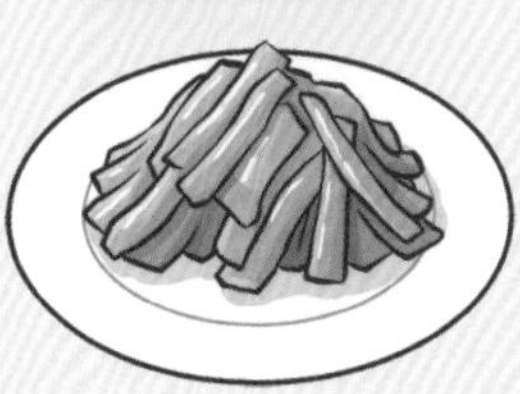

麻竹《まちく》というタケノコを塩づけにして、発酵させる。

見直される和食

日本人の腸内細菌は、むかしにくらべてだんだん減ってきています。これには洋食が多くなったことなど、食生活の変化が関係しているともいわれています。

そこでいま、伝統的な和食が見直されています。和食には、つけもののほか、納豆やみそ汁に使うみそなど発酵食品がたくさんあります。納豆には納豆菌、みそにはこうじ菌など、乳酸菌以外の微生物も大活躍しています。

ここでは定食を例に、和食にはどんな発酵食品が使われているか、どんな微生物がかかわっているか、見てみましょう。

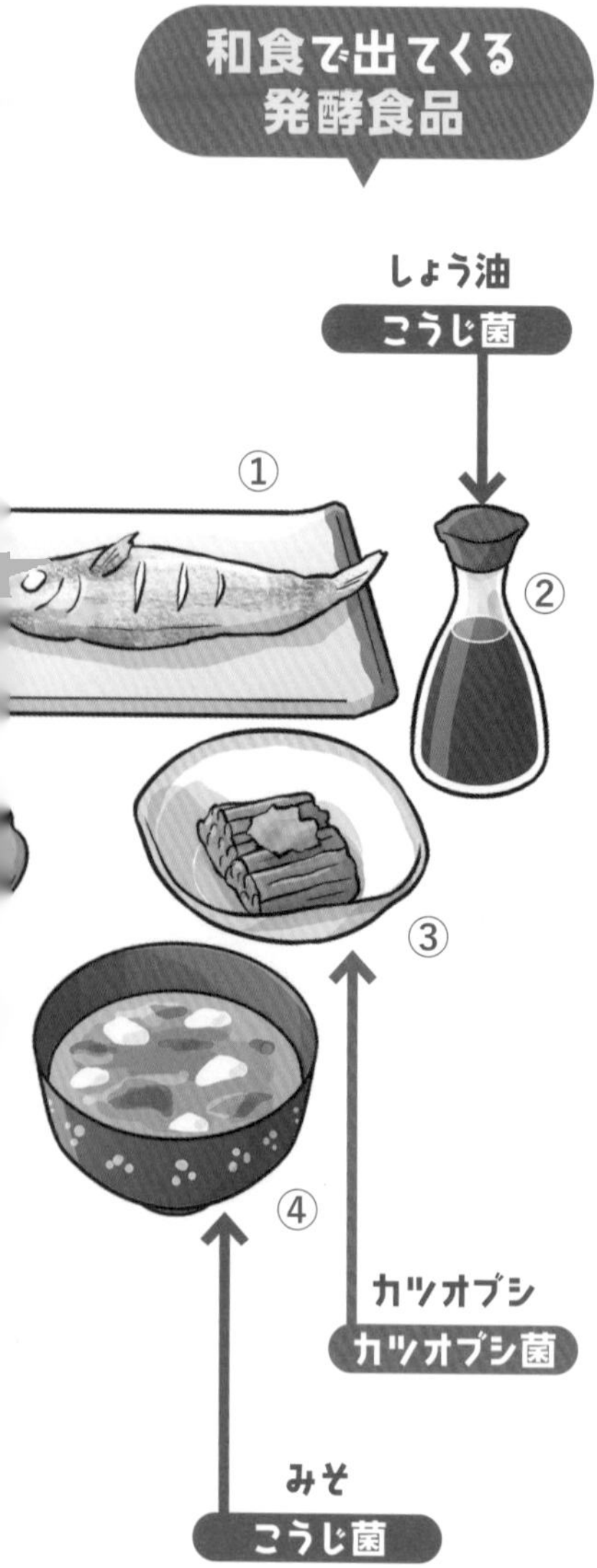
和食で出てくる発酵食品
しょう油
こうじ菌
①
②
③
④
カツオブシ
カツオブシ菌
みそ
こうじ菌

栄養ドリンク⁉ あま酒

あま酒は、ひな祭りのときに飲まれることがよくありますね。こうじ菌を米に繁殖させたものを米こうじといいますが、この米こうじを用いて、米を発酵させてつくるあま酒には、アルコールがふくまれていません（そのため、子どもでも安心して飲めます※）。

あま酒は栄養価が高く、江戸時代には夏バテ防止の栄養ドリンクとして親しまれていました。また、あま酒には腸内フローラを整える効果もあります。

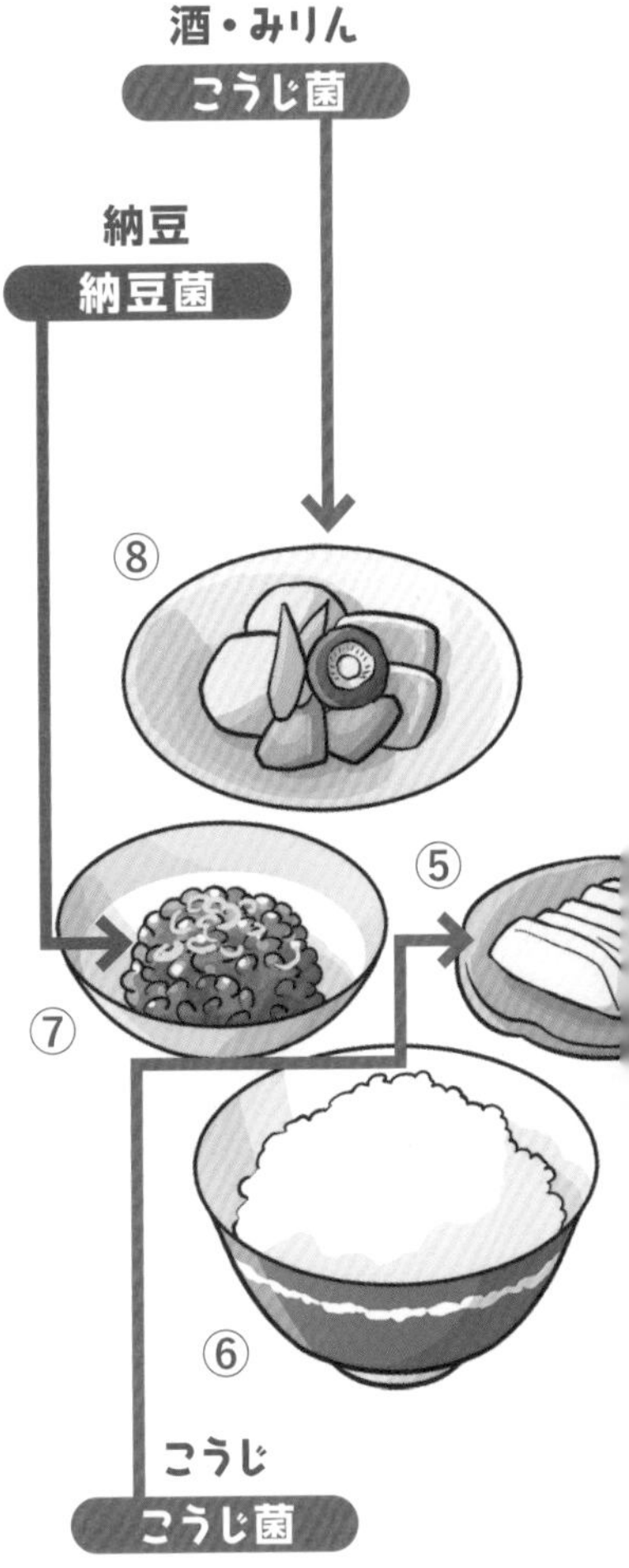
酒・みりん
こうじ菌
納豆
納豆菌
⑧
⑦
⑤
⑥
こうじ
こうじ菌

①やき魚　②しょう油
③おひたし　④みそ汁
⑤こうじづけ　⑥ごはん
⑦納豆　⑧野菜の煮物

※酒粕でつくるあま酒には、アルコールがふくまれることがある

花粉症はどうしておこる? アレルギー

ヒスタミンによっておこる花粉症

アレルギーとは、免疫細胞がスギの花粉など害のないものに対して必要以上に反応し、かえってからだに害をおよぼすことになる症状です。

花粉症は、IgE抗体《こうたい》が関係する「I型アレルギー」という種類で、マスト細胞が寄生虫を追い出すのと同じはたらきで引きおこされます。からだに花粉が入ると、樹《じゅ》

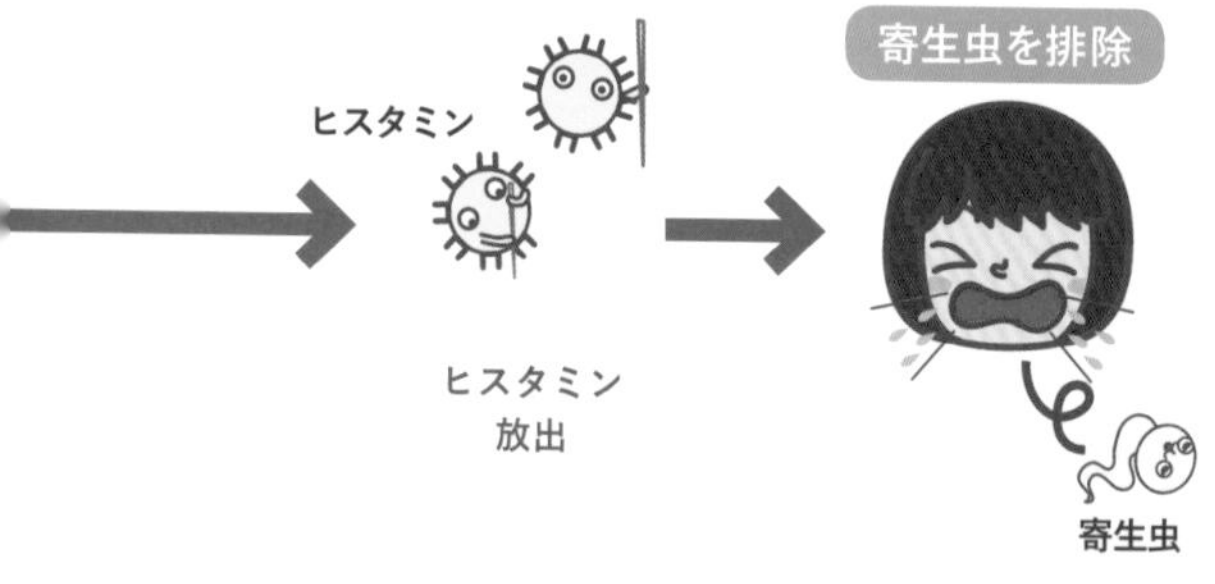
寄生虫を排除
ヒスタミン
ヒスタミン
放出
寄生虫

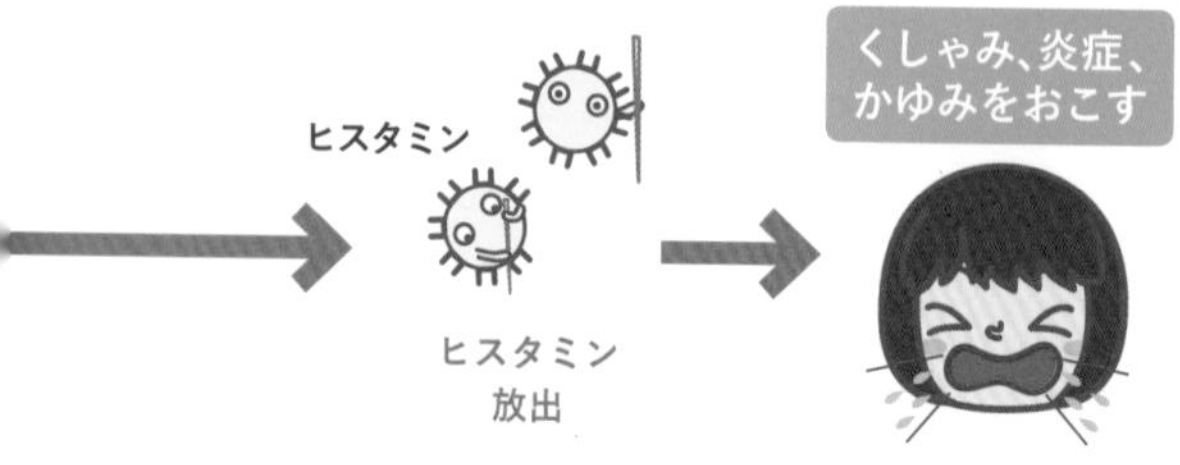
くしゃみ、炎症、
かゆみをおこす
ヒスタミン
ヒスタミン
放出

状《じょう》細胞やマクロファージがその成分をキャッチして、ヘルパーT細胞に抗原提示《こうげんていじ》します。すると、ヘルパーT細胞はB細胞にIgE抗体をつくるように指示。つくられたIgE抗体は、マスト細胞の表面にたくさんくっつきます。

その状態でまた花粉がからだに入ると、マスト細胞の表面にあるIgE抗体が反応して、マスト細胞のなかにあるヒスタミンが放出されます。すると、ヒスタミンが気道などを刺激して、くしゃみなどの症状がおきるのです。

なぜ花粉症の人が、無害な花粉に対してIgE抗体をつくるのかは、まだはっきりとわかっていません。

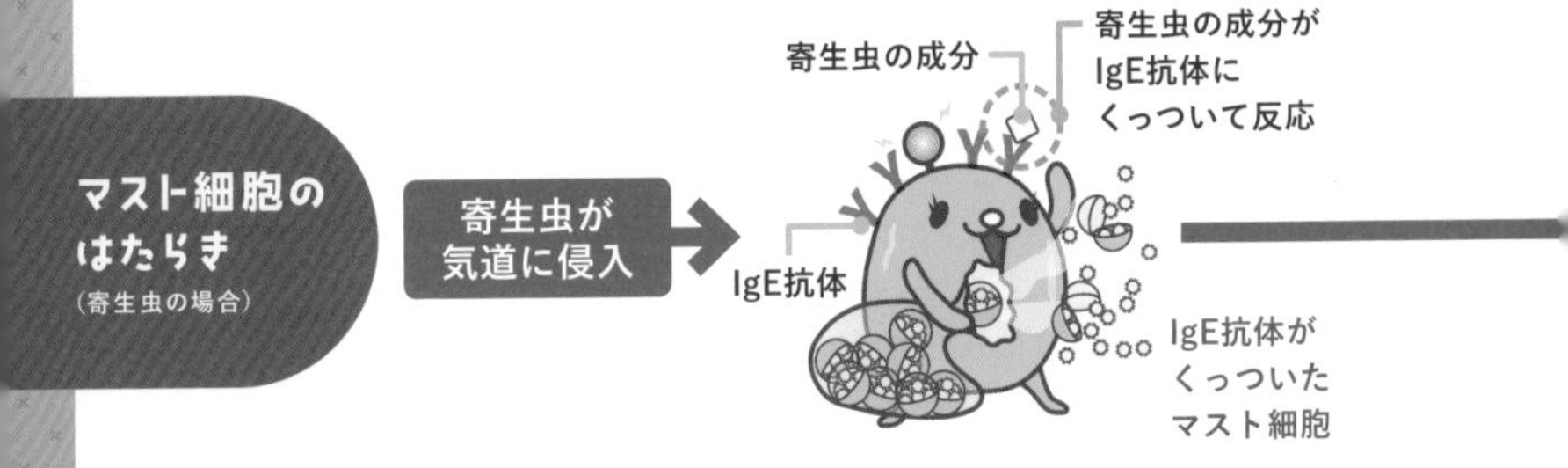
マスト細胞のはたらき
（寄生虫の場合）
寄生虫が気道に侵入
寄生虫の成分
寄生虫の成分がIgE抗体にくっついて反応
IgE抗体
IgE抗体がくっついたマスト細胞

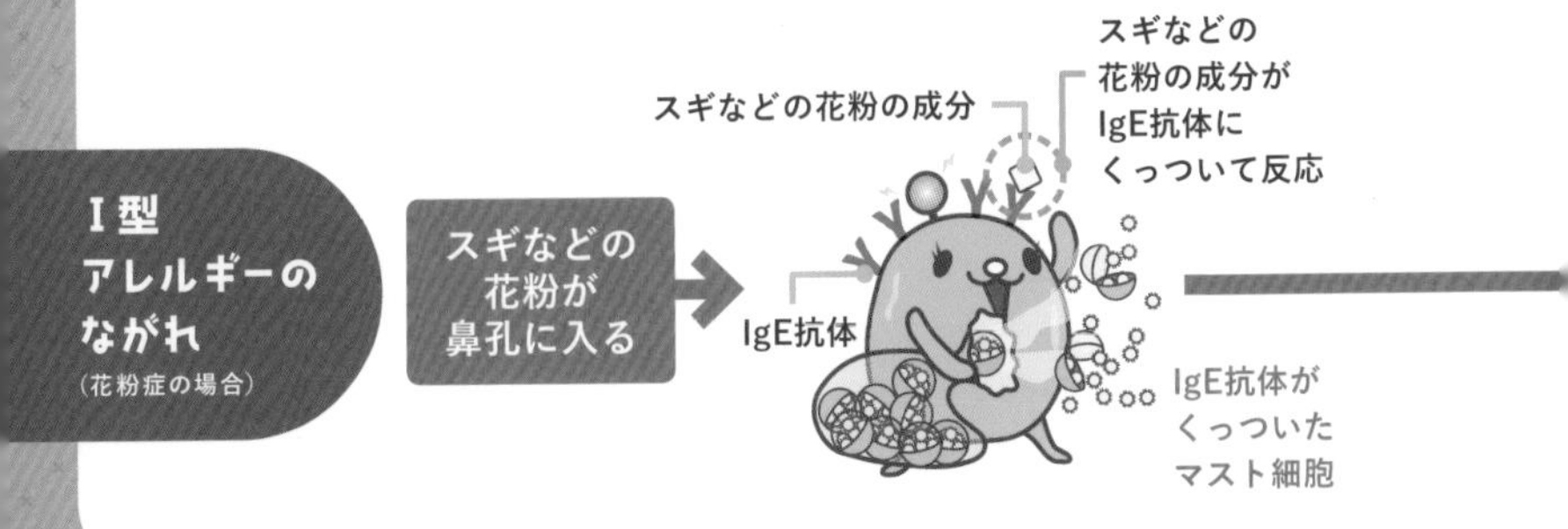
I型アレルギーのながれ
（花粉症の場合）
スギなどの花粉が鼻孔に入る
スギなどの花粉の成分
スギなどの花粉の成分がIgE抗体にくっついて反応
IgE抗体
IgE抗体がくっついたマスト細胞

免疫がはたらかない？

免疫不全

感染症にかかりやすくなる免疫不全

免疫が十分にはたらかなかったり、正しく機能しなくなったりすることを「免疫不全」といいます。その免疫不全によって引きおこされる病気が「免疫不全症」。免疫不全症になると、健康なからだなら、すぐに免疫がたおしてしまうような病原体が、命にかかわる病気を引きおこすこともあるのです。

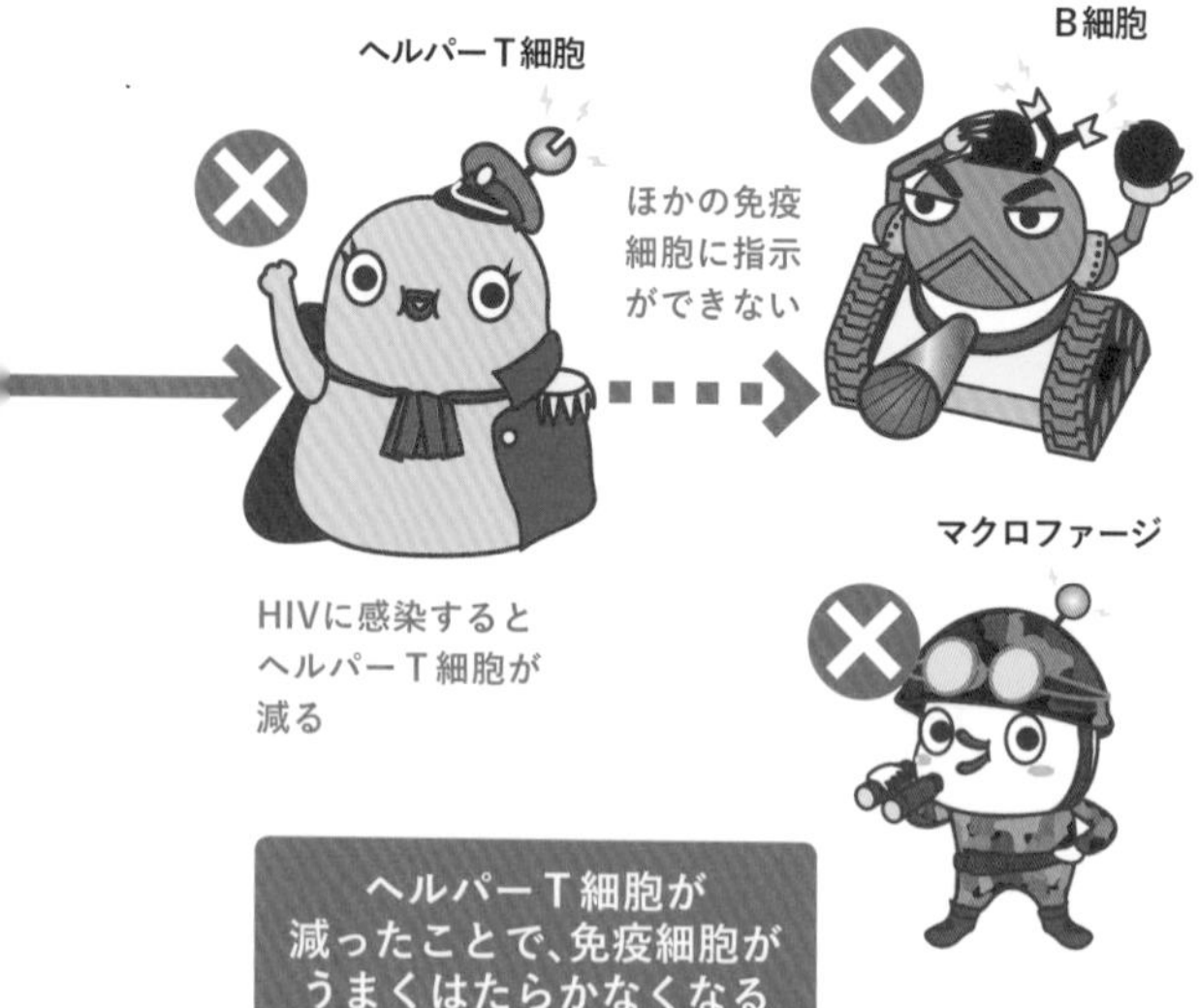

ヘルパーT細胞
B細胞
ほかの免疫細胞に指示ができない
マクロファージ
HIVに感染するとヘルパーT細胞が減る

ヘルパーT細胞が減ったことで、免疫細胞がうまくはたらかなくなる免疫不全症には大きく分けて2つの種類があります。1つは生まれつき免疫細胞がまったくなかったり、免疫が正しくはたらかなかったりする「原発性《げんぱつせい》免疫不全症」。原発性免疫不全症では、幼いときからくり返しさまざまな感染症などにかかる危険性があります。

もう1つが「続発性《ぞくはっせい》免疫不全症」で、ウイルス感染などで免疫細胞に問題がおきてしまう病気です。HIV(ヒト免疫不全ウイルス)がヘルパーT細胞に感染しておこるエイズ(後天性免疫不全症候群)もその1つ。そうなるとヘルパーT細胞が減り、免疫細胞がうまくはたらかなくなってしまうのです。

HIVによる免疫不全

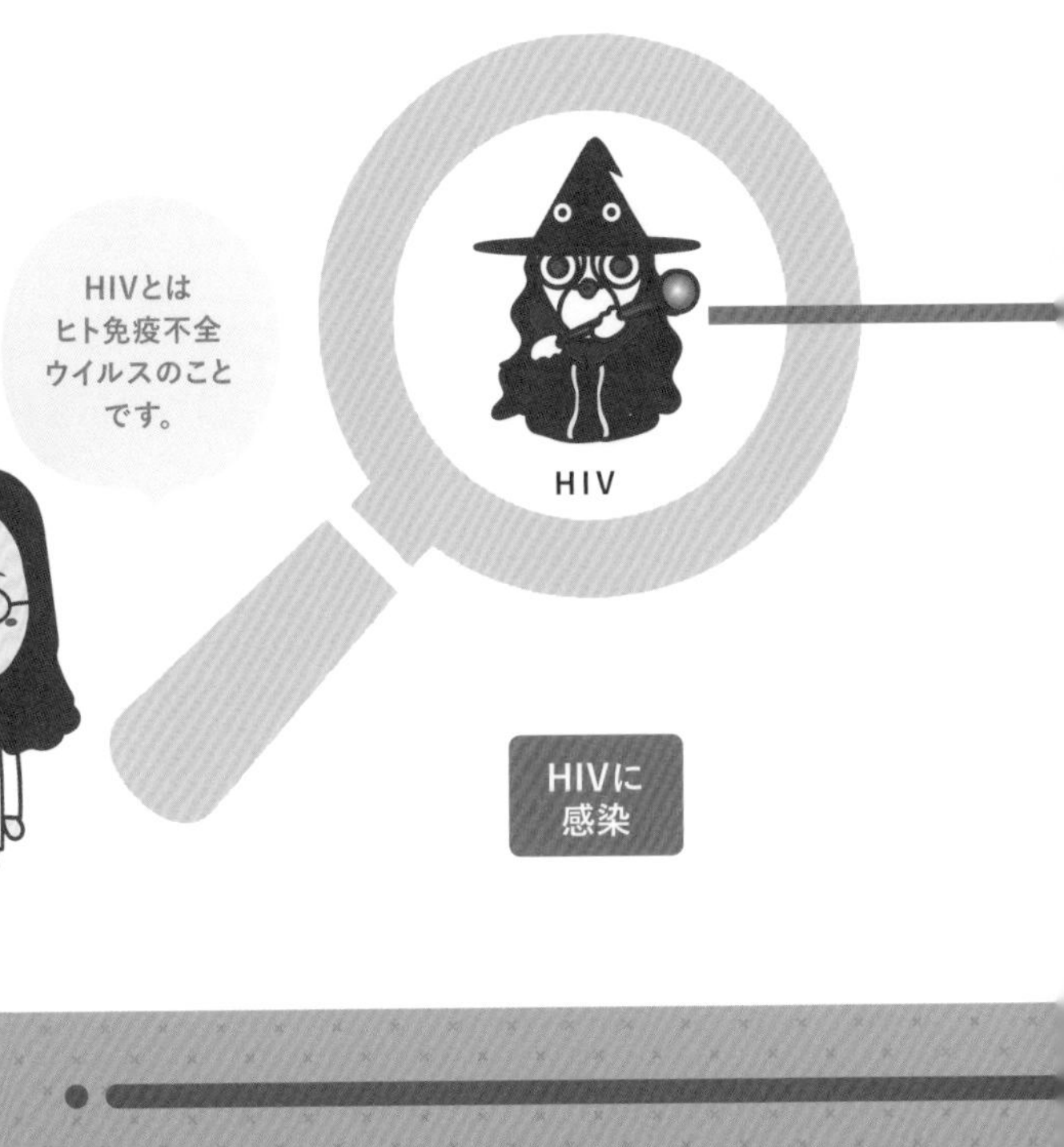
HIVとは
ヒト免疫不全
ウイルスのこと
です。
HIV
HIVに
感染

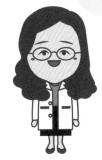

免疫TOPIC 3

免疫がじゃまをする？
臓器移植と拒絶反応

移植臓器は異物⁉

病気や事故によって、臓器が大きなダメージを受けたとき、代わりにほかの人から臓器をもらい、治療することがあります。これを臓器移植といいます。でも、こまったことに免疫は移植された臓器に対しても、はたらくことがあります。これが拒絶反応と呼ばれる現象。移植された臓器を、からだが異物とみなして拒否しているのです。

そのしくみは、まず血液のなかの補体《ほたい》という物

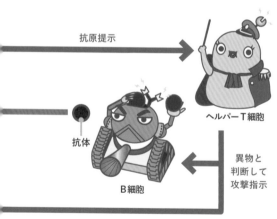

質が、移植された臓器に攻撃をしかけます。つぎにマクロファージが反応して、その情報をヘルパーＴ細胞に伝えます。ヘルパーＴ細胞は移植された臓器を、自分のからだではない異物と判断して、キラーＴ細胞やＢ細胞に臓器を攻撃するように指示を出すのです。

ヘルパーＴ細胞は、移植された臓器のＭＨＣ分子で、自分のからだの細胞かどうか判断しますが、ＭＨＣ分子は、親子や兄弟の間でも一致するとはかぎりません。そのため、臓器移植はとてもむずかしいのです。

拒絶反応をやわらげるためには、免疫のはたらきをおさえる免疫抑制剤《めんえきよくせいざい》を使います。ただし、免疫抑制剤が効きすぎると、感染症にかかるため、バランスが大切です。

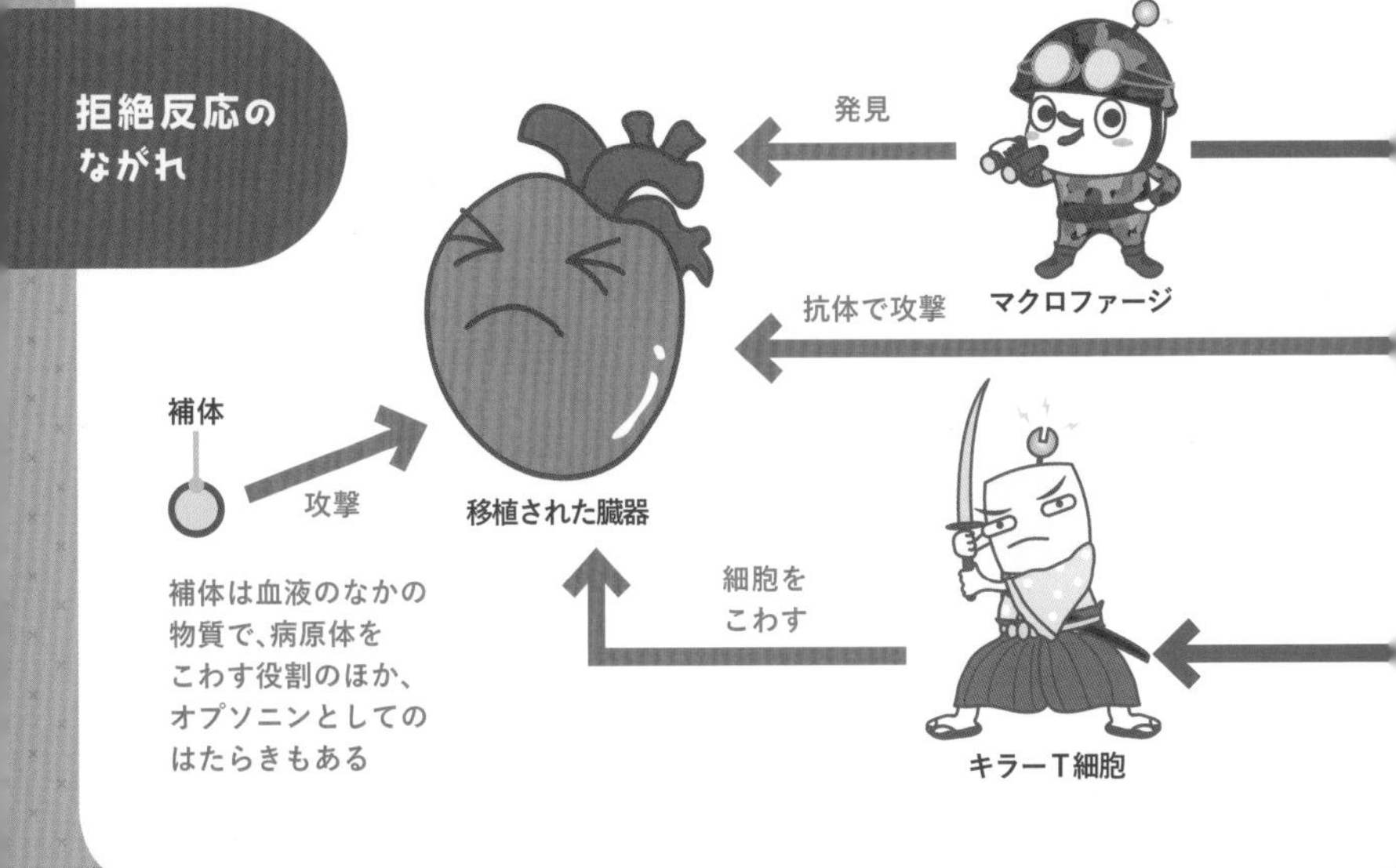

拒絶反応のながれ
発見
マクロファージ
抗体で攻撃
補体
攻撃
移植された臓器
細胞をこわす
キラーT細胞
補体は血液のなかの物質で、病原体をこわす役割のほか、オプソニンとしてのはたらきもある

免疫と関係がふかい？
がん治療

免疫細胞VSがん細胞

がん細胞は、かってに増えたり移動したりする、異常な細胞です。じつは、ふつうの細胞から生まれたもので、健康な人のからだのなかでも毎日生まれています。でも、免疫細胞が監視していて、ＮＫ細胞などが取り除いているから、大丈夫なのです。

それでも、がん細胞が生き残ってしまうことがあります。生き残ったがん細胞と、免疫

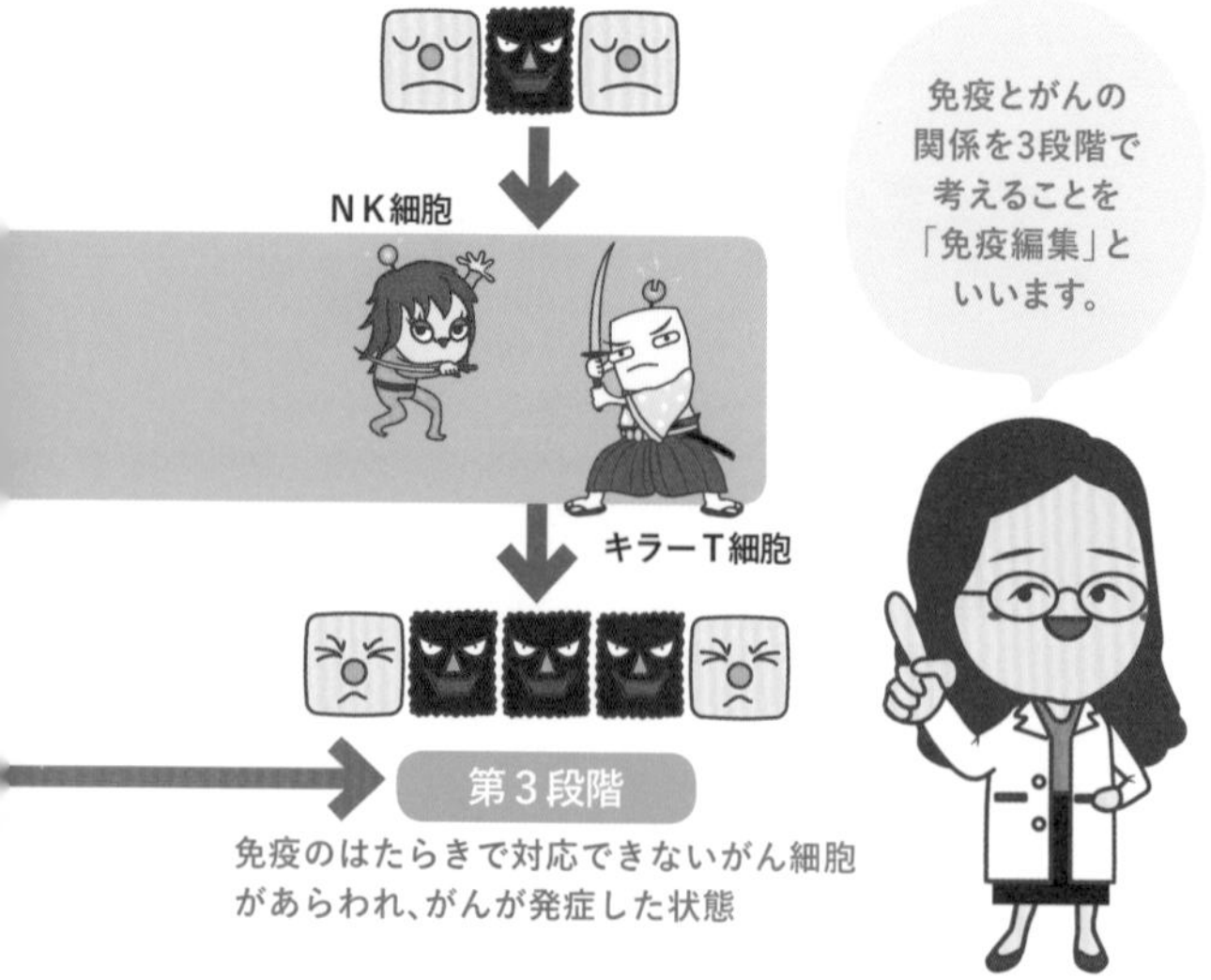
免疫とがんの関係を3段階で考えることを「免疫編集」といいます。
ＮＫ細胞
キラーT細胞
第３段階
免疫のはたらきで対応できないがん細胞があらわれ、がんが発症した状態

細胞によって取り除かれるがん細胞の数がつり合っている間は、症状は出ませんが、そのうちに免疫のはたらきで対応できないがん細胞があらわれると、数が増え、臓器がはたらかなくなったり、がん細胞がからだ中に広がったりして、命を落とすこともあります。

そのために、免疫細胞ががん細胞を取り除くはたらきを高め、がんを治療する方法がないか、いろいろためされてきました。じつはからだのなかには、T細胞がはたらきすぎないようにするブレーキとなっているしくみ（免疫チェックポイント）があります。このしくみを、特別な抗体《こうたい》ではたらかないようにして、免疫細胞にがん細胞を攻撃させる治療法が、最近は注目されています。

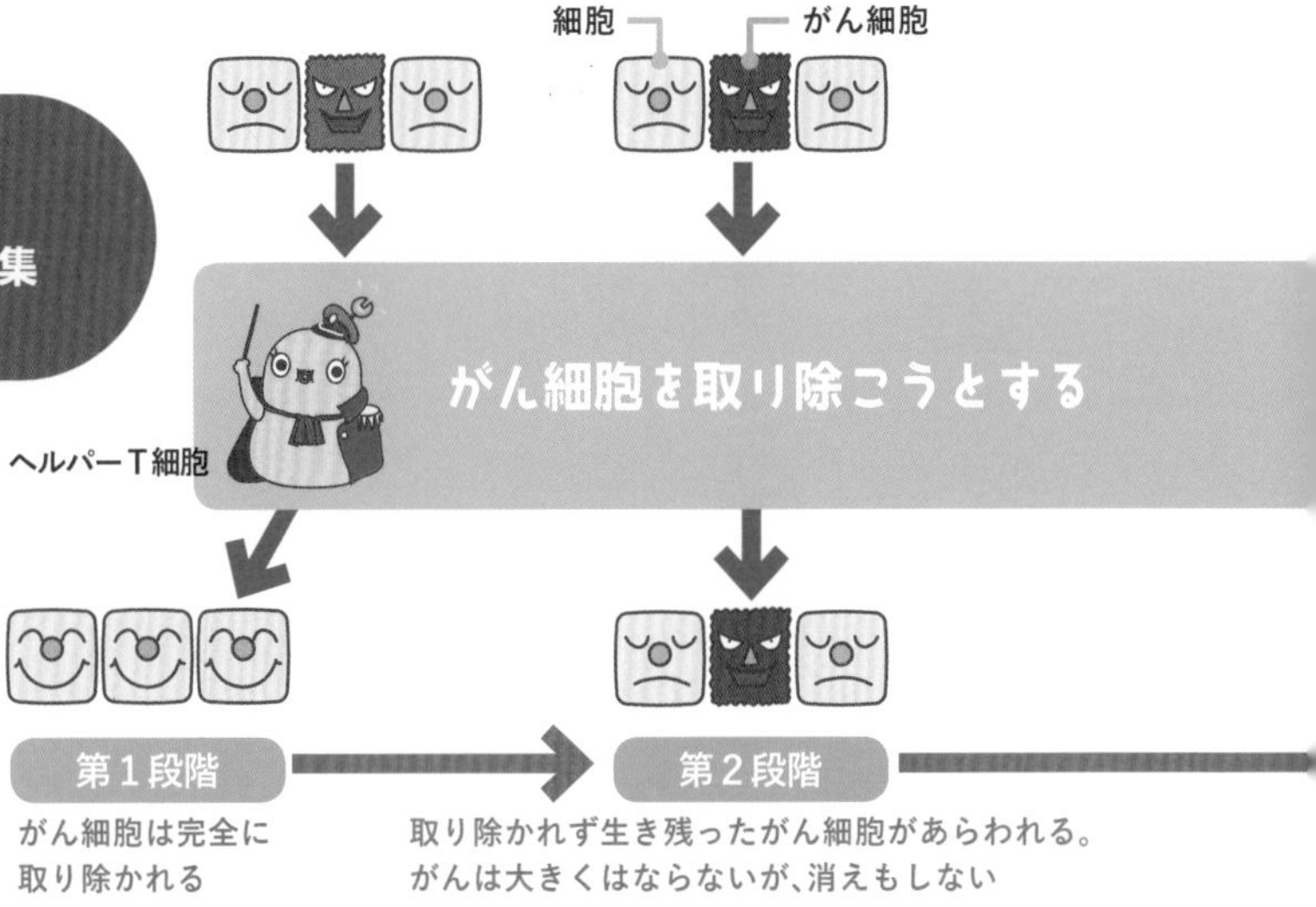
細胞
がん細胞
がん細胞を取り除こうとする
ヘルパーT細胞
第1段階
がん細胞は完全に
取り除かれる
第2段階
取り除かれず生き残ったがん細胞があらわれる。
がんは大きくはならないが、消えもしない

● 著者　岡田晴恵（おかだ・はるえ）

白鷗大学教育学部教授 元国立感染症研究所研究員
医学博士。専門は免疫学、感染症学。学校で流行する感染症の予防と対策を研究している。著書に『人類vs感染症』（岩波ジュニア新書）、『みんなでからだを守ろう！　感染症キャラクターえほん』（日本図書センター）など。

● イラスト　いとうみつる

広告デザイナーを経てイラストレーターに転身。ほのぼのとした雰囲気で描く、“ゆるくコミカル”な感覚のキャラクター作成を得意とする。

● デザイン　釣巻敏康・池田彩（有限会社釣巻デザイン室）
● DTP　茂呂田 剛・畑山栄美子（有限会社エムアンドケイ）
● 編集　株式会社日本図書センター（堀田展弘）
● 企画　株式会社日本図書センター

※この本は 2017年に発行した『病気をふせぐしくみがよくわかる! からだの免疫キャラクター図鑑』を再編集したものです。

キャラでわかる！
はじめての免疫図鑑

2020年10月25日　初版第1刷発行

著　者　岡田晴恵
発行者　高野総太
発行所　株式会社日本図書センター
〒112-0012 東京都文京区大塚3-8-2
電話　営業部　03-3947-9387
出版部　03-3945-6448
http://www.nihontosho.co.jp

印刷・製本　図書印刷 株式会社

ISBN978-4-284-20479-8 C0047